Dr. med. Susanne Kammerer
Karin Drooff

Hilfe bei Gicht

Das erfolgreiche Rundumprogramm

Mit natürlichen Heilmethoden und speziellen Anwendungen die Harnsäurewerte regulieren. Ernährung, die schmeckt und wirklich hilft

südwest

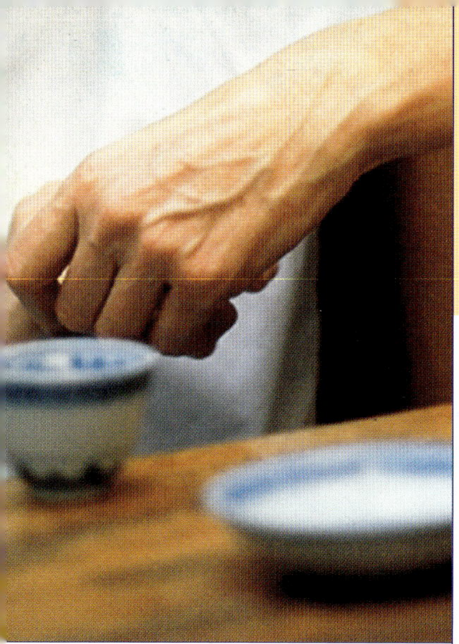

Schöne Hände – mit der richtigen Lebensweise lässt sich chronische Gicht mit sichtbaren Gelenkveränderungen vermeiden.

Inhalt

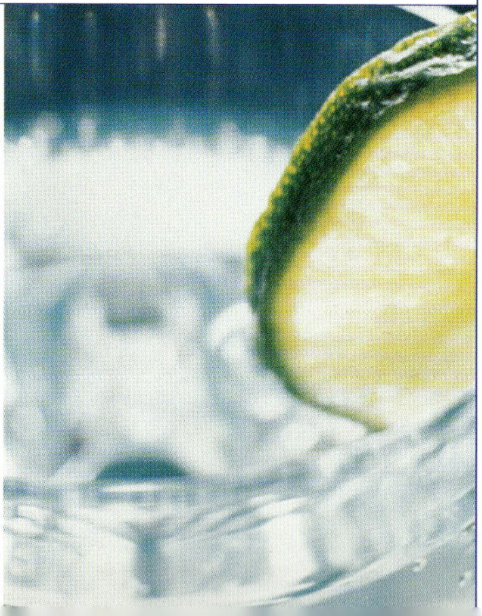

Vor allem viel Trinken, das reguliert den Harnsäurewert.

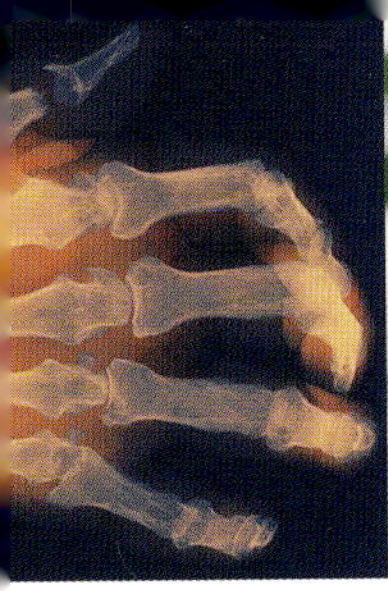
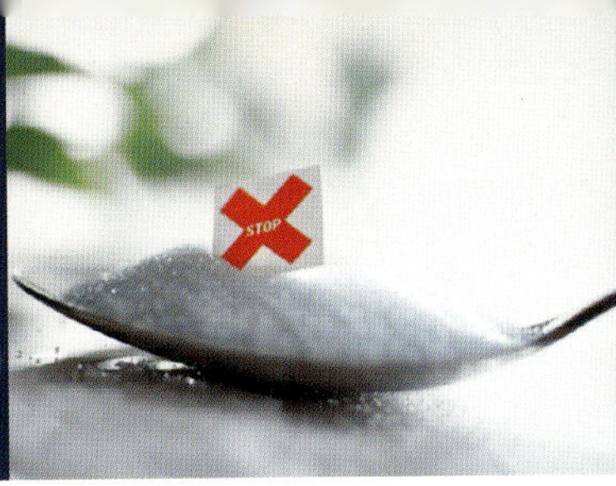
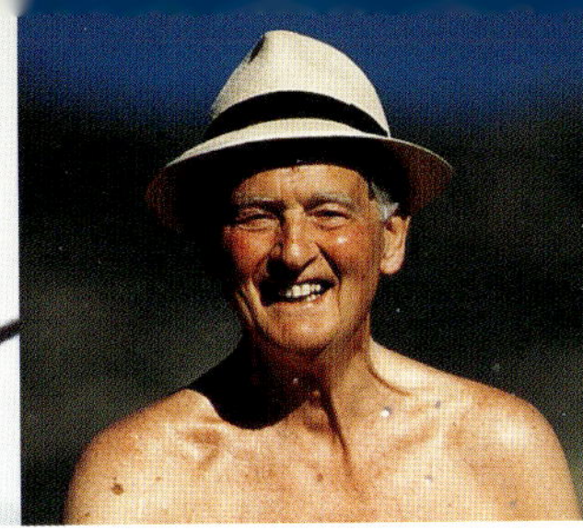
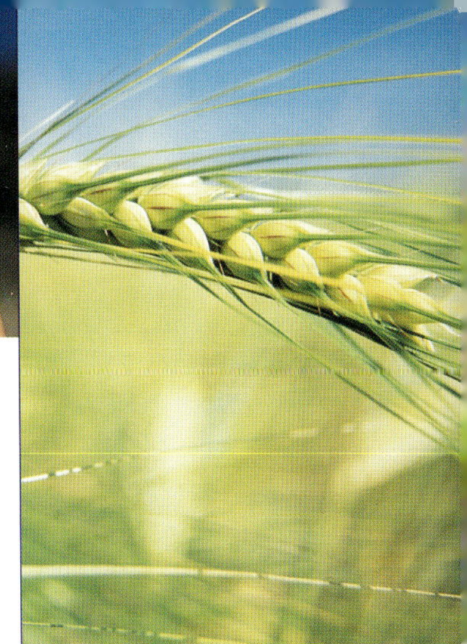

Eine vernünftige Ernährung, ausreichend Bewegung und nicht zuletzt viel Lebensfreude sind Faktoren, mit denen Sie die Krankheit steuern können.

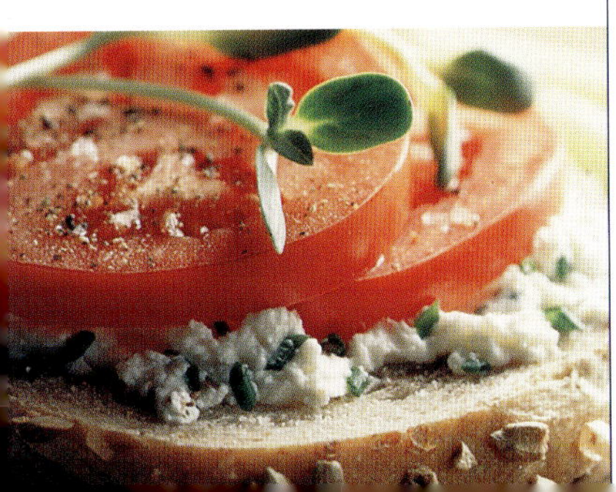

Schlemmen auf die gesunde Art – Genuss muss nicht immer aus Kalorien bestehen.

Gicht – eine Frage der Lebensführung

Aufklärung über Gicht ist nicht nur wichtig, wenn die Erkrankung bereits ausgebrochen ist. Sie wendet sich an alle, denn die richtige Lebensweise trägt in großem Maß dazu bei, nie an Gicht zu erkranken. Das ist ein durchaus lohnendes und vor allem auch ein erreichbares Ziel, denn nicht viele Krankheiten können durch die Lebensweise so positiv beeinflusst werden wie die Gicht. Eine sinnvolle Umstellung der Lebensgewohnheiten ist etwas, das die ganze Familie oder Lebensgemeinschaft angeht und das allen zugute kommt.

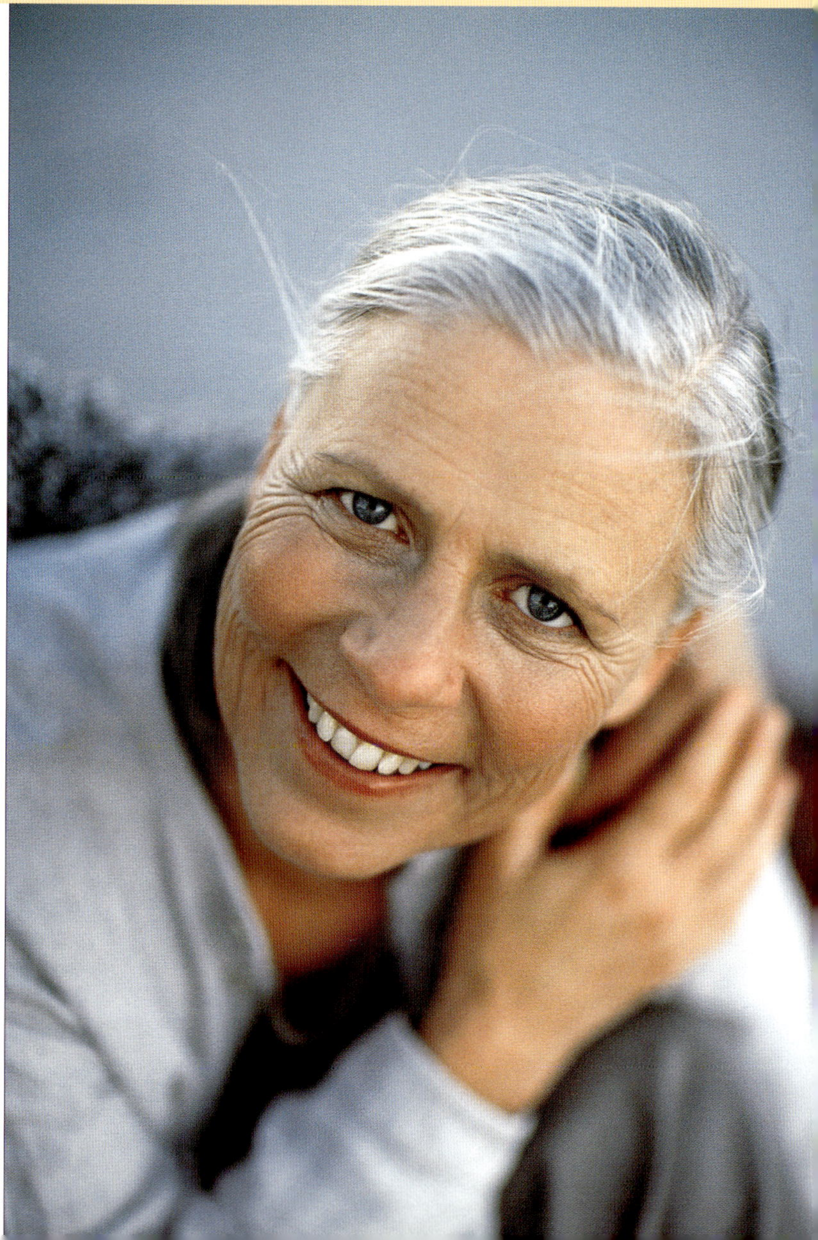

Gichtarten und Therapiemöglichkeiten

Historische Gichtpatienten

Aus der Geschichte ist uns eine Vielzahl prominenter Gichtkranker bekannt, wie z. B. Karl V., Philipp II. und Heinrich VIII. Vielleicht verdanken wir diesem Leiden sogar eines der bedeutendsten Kunstwerke der Renaissance: Angeblich schuf Michelangelo nämlich die Pietà, um sich von den heftigen Schmerzattacken der Gicht abzulenken. Schon seit Jahrtausenden gilt die Gicht als typische Erkrankung infolge von Wohlstand – oder besser von Wohlleben.

Ein üppiger Lebensstil mit exzessiver Völlerei bei kaum oder nur wenig Bewegung führte auch in früheren Zeiten zu den schmerzhaften und auf Dauer schädigenden Gichtanfällen.

Historische Erklärungen und Behandlungen

Über die Jahrhunderte fehlte es auch nie an – aus heutiger Sicht gewagten – Erklärungen dafür, wie es zu einer Gichterkrankung komme. Eine Zeit lang glaubte man z. B., dass die Gicht von Intelligenz, Sozialstatus und Tatkraft abhängig sei.

Im Mittelalter diente die aus der Antike übernommene Lehre von den Körpersäften als Erklärungsmodell für Krankheiten. Dementsprechend unterteilte man die Gicht nach drei Ursachen, die jeweils eine unterschiedliche Behandlung erforderten: Eine Gichtart sei durch Blut, eine andere durch Galle und eine dritte Art durch Schleim hervorgerufen. Die durch Blut hervorgerufene Gicht wurde mit Aderlässen behandelt, Blut bildende Speisen wie Schweinefleisch oder süße Weine waren verboten. Die zweite Gichtform versuchte man durch Abführen zu kurieren. Gegen die schleimbedingte, kalte Gicht sollten Abführmittel, aber auch die Milch einer schwarzen Kuh sowie Salben aus Terpentinharz, Wachs und Öl helfen. Heute jedoch stellen sich die Gicht sowie ihre Behandlungsweisen ganz anders dar.

Was ist Gicht?

Gicht ist eine Krankheit, die entstehen kann, wenn sich im Blut zu viel Harnsäure ansammelt. Diese lässt sich als überhöhter Harnsäurewert bei einer Laboruntersuchung des Bluts nachweisen. Der Arzt spricht dann von Hyperurikämie.
Harnsäure kommt im Blut jedes Menschen vor. Sie entsteht als Endprodukt des Abbaus von Purinen. Purine entstehen einerseits als natürliches Produkt des Zellstoffwechsels, andererseits werden sie mit der Nahrung aufgenommen.

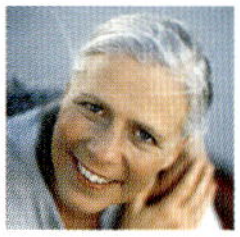

Info

Das Risiko, an Gicht zu erkranken, ist umso größer, je höher der Harnsäurespiegel im Blut ist. Ursache der Hyperurikämie ist entweder eine vermehrte Neubildung oder eine verminderte Ausscheidung von Harnsäure. Das Gleichgewicht kann durch falsche Ernährung und/oder aufgrund eines angeborenen Enzymdefekts gestört sein.

Jeder Mensch braucht Purine

Für seine äußerst komplexen und vielfältigen Aufgaben benötigt der menschliche Körper die verschiedensten Stoffe. Diejenigen, die ihm nicht direkt mit der Nahrung zugeführt werden, müssen vom Körper selbst hergestellt werden. Zur Synthese dieser Stoffe benötigen wir zusätzliche Bestandteile aus der Nahrung.
Zu diesen lebenswichtigen Bausteinen gehören auch die Purine. Es handelt sich hierbei um organische Stickstoffverbindungen. Purine sind zentrale Bestandteile der Aminosäuren, aus denen die Erbinformation (Desoxyribonukleinsäure) einer jeden Körperzelle aufgebaut ist. Die DNA wiederum steuert je nach Aufgabe einer Zelle deren Aktivität und hilft bei der Zellvermehrung.

Auf das Gleichgewicht kommt es an

Der Körper stellt ständig Purine her und benutzt dazu in großem Maße Bausteine, die schon beim Abbau angefallen sind. Für die verschiedenen Stufen des Abbaus von Purinen sorgen Enzyme (früher Fermente genannt). Eines der dabei entstehenden Abbauprodukte ist die Harnsäure. Sie wird dann mit dem Blut zu den Nieren transportiert und von dort teils über den Harn ausgeschieden, teils rückresorbiert und erneut in den Purinstoffwechsel eingeschleust.

Keine Gicht bei Tieren

Im Gegensatz zum Menschen können die meisten Tiere mit Hilfe eines weiteren Enzyms die Harnsäure in ungefährliche Produkte abbauen. In Experimenten wurde immer wieder versucht, das verloren gegangene Enzym zu isolieren und in die Blutbahn zu spritzen, um so den Harnsäurespiegel zu senken. Leider reagiert der Körper auf die Injektion dieses körperfremden Enzyms mit allergischen Reaktionen, was eine wiederholte Anwendung ausschließt.

Gicht ist heute nach Diabetes mellitus die zweithäufigste Stoffwechselerkrankung.

Harnsäurewerte kontrollieren

Der normale Harnsäurespiegel im Blut beträgt bis zu 5,7 Milligramm pro 100 Milliliter bei Frauen bzw. bis zu 7,0 Milligramm bei Männern. Die Neubildung der Harnsäure im Körper und ihre Ausscheidung über die Nieren stehen beim Gesunden in einem Gleichgewicht.
Von Hyperurikämie spricht man erst, wenn der Harnsäurewert im Blutserum 5,7 bzw. 7,0 Milligramm pro 100 Milliliter überschreitet. Für die Diagnose »Gicht« reicht dies jedoch noch nicht aus. Nur bei etwa jedem zehnten Hyperurikämiker kommt es auch tatsächlich zur manifesten Gicht.

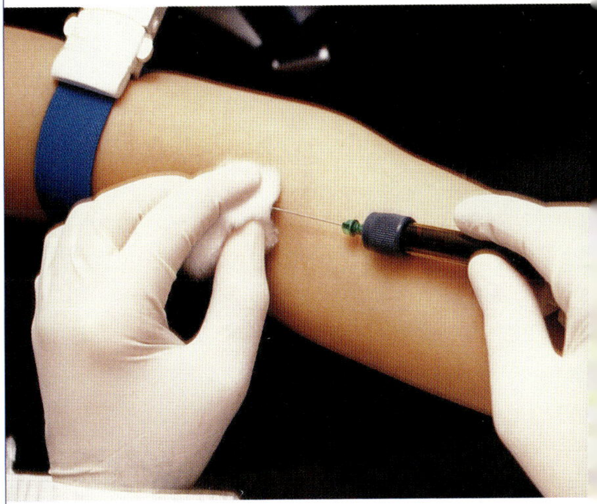

Regelmäßige Blutuntersuchungen sind wichtig, um einen erhöhten Harnsäurewert schnell festzustellen und sofort reagieren zu können.

Gefährliche Kristalle

Harnsäure ist schlecht wasserlöslich und kann Kristalle bilden. Diese Kristalle bestehen aus den Salzen der Harnsäure und werden Urate genannt. Das Blut kann nur eine bestimmte Menge von Harnsäure transportieren. Je höher die Konzentration an Harnsäure ist, desto wahrscheinlicher ist es, dass sich an einer oder gar mehreren Stellen des Körpers Uratkristalle ablagern. Diese Ablagerungen sind es, die schließlich zu den gefürchteten Gichtanfällen führen.

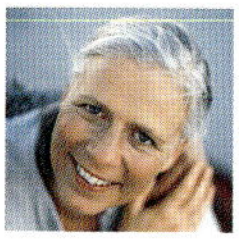

Info

Erhöhte Harnsäure allein macht noch keine Beschwerden. Eine regelmäßige Blutuntersuchung beim Hausarzt hätte manchem Gichtpatienten Leiden erspart. Die meisten von ihnen haben vor dem Ausbruch der Krankheit schon jahrelang zu hohe Bluthamsäurewerte.

Gefährdete Gewebe

Besonders häufig betroffen sind solche Stellen, an denen Gewebearten mit einem langsamen Stoffwechsel anzutreffen sind. Hierzu gehört der gesamte passive Bewegungsapparat, der aus Knochen, Sehnen, Bändern, Knorpel und Gelenkkapseln besteht. In ca. 50 Prozent aller Fälle ist das Grundgelenk der Großzehe die erste Stelle, die befallen wird. Der Mediziner spricht dann von Podagra.

Darüber hinaus erfolgt die Kristallisation schneller, wenn die Temperatur an einer Stelle unter der normalen Körpertemperatur liegt. Deshalb ist auch der Ohrknorpel eine bevorzugte Stelle für die Ablagerung von Uratkristallen. Die Kristalle rufen beim Menschen akute Entzündungsreaktionen hervor, denn sie werden von der körpereigenen Abwehr als unnatürlich erkannt und daher bekämpft. An den Ablagerungsstellen kommt es zu Rötungen, Schwellungen, Einschränkungen der Gelenkfunktion und zu starken Schmerzen.

Auffällig ist, dass die Gelenke der unteren Extremitäten, also der Beine und Füße, zehnmal so häufig von den Auswirkungen der Gicht betroffen sind wie die Gelenke der oberen Extremitäten (Arme, Hände). Man nimmt an, dass dies eine Folge der stärkeren mechanischen Beanspruchung der Fußgelenke ist. Folgende Gelenke sind besonders anfällig (Reihenfolge nach abnehmender Häufigkeit): das Großzehengrundgelenk, das Sprung- und Fußwurzelgelenk, das Kniegelenk, die Finger- und Handgelenke, das Schultergelenk sowie die Wirbelsäule und das Hüftgelenk.

Der erste Gichtanfall

Ein Mann schreckt plötzlich mit Schmerzen aus dem Schlaf. Verwirrt schaut er auf seinen Wecker auf dem Nachttisch. Es ist erst drei Uhr morgens, und eigentlich müsste er prima schlafen. Vor ein paar Stunden ist er 40 Jahre alt geworden, und das hat er mit all seinen Freunden und der ganzen Familie gebührend gefeiert. Der Gänsebraten war der Höhepunkt des Abends, und auch der schottische Räucherlachs mit Reibeküchlein wurde von den Gästen sehr gelobt. Alle ließen sich seinen besten Rotwein prächtig schmecken, und zu Mitternacht wurde mit Champagner angestoßen. Ein gelungenes Fest! Warum nur tut plötzlich seine rechte Großzehe so weh?

Akute Entzündungsreaktionen

Er überlegt, ob er sich vielleicht irgendwo gestoßen hat, und versucht wieder einzuschlafen. Dies will aber nicht so recht gelingen, denn die Schmerzen werden stärker, breiten sich im ganzen Fuß aus, und bald beginnt er auch zu frösteln.
Schließlich kann der Mann sogar das Gewicht der Bettdecke auf seinem Fuß nicht mehr ertragen. Er beschließt, seine Frau zu wecken, die dann zum Telefon eilt, um den Hausarzt zu rufen. Glücklicherweise ist der schnell zur Stelle. Ein Blick auf den schmerzenden Fuß und die Erzählung von der Geburtstagsfeier bringen schnell den Verdacht: Dieser Patient hat seinen ersten Gichtanfall.
So oder ähnlich könnte die Geschichte eines Gichtpatienten beginnen. Aber auch die Gicht ist eine Krankheit mit vielen Gesichtern.

Häufigkeit von Gicht

Bei den heutigen Ernährungsgewohnheiten kann man davon ausgehen, dass ein bis zwei Prozent der Erwachsenen früher oder später an Gicht erkranken. Männer sind hiervon sehr viel häufiger betroffen als Frauen. Ihr Risiko zu erkranken ist drei- bis siebenmal höher als das von Frauen. Der erste Gichtanfall tritt bei den betroffenen Männern in der Regel zwischen dem 30. und 40. Lebensjahr auf, bei den Frauen zwischen dem 50. und 60. Lebensjahr.

Tipp

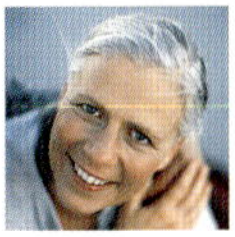

Frauen erkranken wesentlich seltener an Gicht als Männer. Das liegt u. a. daran, dass die Östrogene die Ausscheidung der Harnsäure über die Nieren erhöhen. Das gilt jedoch nur bis zu den Wechseljahren. Reduziert der Körper die Produktion dieser Hormone, steigt auch für Frauen die Gefahr, an Gicht zu erkranken.

Unterschiedliche Formen von Gicht

Grundsätzlich wird die Gicht unterteilt in die so genannte primäre oder angeborene Gicht und eine sekundäre Form, die als Folge anderer Krankheiten auftritt.

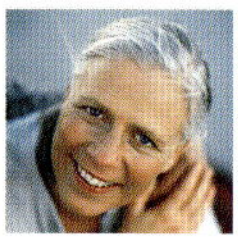

Info

Auch wenn Sie befürchten, für Gicht erblich vorbelastet zu sein, muss das nicht heißen, dass Sie auch daran erkranken. Selbst bei familiärer Vorbelastung sorgt erst die anhaltende Zufuhr von zu vielen Purinen über die Nahrung für den Ausbruch einer Gichterkrankung.

Primäre Gicht – eine Erbkrankheit?

So viel ist sicher: Wenn in einer Familie bereits Fälle von Gicht aufgetreten sind, tragen die Familienmitglieder ein höheres Risiko zu erkranken als der Rest der Bevölkerung: 12 bis 25 Prozent der Verwandten von Gichtkranken haben Hyperurikämie, aber nur 0,1 bis 0,8 Prozent der Bevölkerung. Wenn also Angehörige bereits unter Gicht gelitten haben, sollte dem Harnsäurespiegel besondere Aufmerksamkeit gezollt werden: Möglicherweise ist dieser erhöht oder steigt im Lauf des Lebens an. Bei Patienten mit einer vererbten Anlage zur Gicht besteht häufig eine verminderte Fähigkeit zur Ausscheidung der Harnsäure durch die Nieren. Genauere Angaben darüber, wie die Gicht vererbt wird, lassen sich derzeit noch nicht machen. Es wird vermutet, dass nicht nur unterschiedliche Gene, sondern auch

Störungen im Harnstoffwechsel

- Im Verhältnis zu den Abbaukapazitäten des Körpers fallen durch Nahrung und körpereigene Synthese zu viele Purine an. Man spricht von einer relativen Ausscheidungsschwäche.
- Die Nieren, die Hauptausscheidungsorgane, arbeiten nicht richtig, und dadurch verringert sich die Abbaukapazität des Körpers. Dies wird als absolute Ausscheidungsschwäche bezeichnet.

verschiedene Erbgänge an der Entstehung der Gichtarten beteiligt sind. Diese Tatsachen sollten jedoch für den Einzelnen kein Grund zur Angst sein, sondern vielmehr ein Ansporn, sich über die Krankheit zu informieren, um sich frühzeitig durch vorbeugende Maßnahmen schützen zu können.

Purine im Überfluss

Bei der primären Gicht liegt in 99 Prozent der Fälle eine relative Ausscheidungsschwäche infolge einer zu hohen Purinzufuhr über die Nahrung vor. Das System arbeitet dann bereits unter normalen Umständen am Rande seiner Leistungsfähigkeit und kann extreme Purinbelastungen durch die Nahrung nicht mehr bewältigen. Nur in einem Prozent der Erkrankungen liegt eine Steigerung der körpereigenen Purinproduktion vor. Eine sehr seltene Sonderform der primären Gicht ist das Lesch-Nyhan-Syndrom. Es kommt nur bei männlichen Kindern vor. Neben den überhöhten Harnsäurewerten findet man bei diesen Kindern auch eine verlangsamte geistige Entwicklung.

Familiäre Disposition und hohe Purinzufuhr mit der Nahrung überfordern eines Tages die Nieren.

Erhöhte Harnsäure durch andere Erkrankungen

Die sekundäre Gicht tritt als Folgeerscheinung anderer Krankheiten auf, bei denen sich die Harnsäurewerte erhöhen. Bei sekundärer Gicht führen erhöhte Harnsäurewerte jedoch viel seltener zu akuten Schmerzen als bei der primären Gicht.

Grunderkrankungen, bei denen es zum Anstieg der Harnsäurewerte im Blut kommt, sind verbunden mit einem erhöhten Zellzerfall. Dadurch werden im Zellkern Purinbasen aus dem Erbgut frei, die dann abgebaut werden müssen. Das passiert z. B. bei bestimmten Formen der Leukämie. Auch bei der Zerstörung von Krebszellen durch Chemotherapie können sich die Harnsäurewerte erhöhen. Aus diesem Grund werden Patienten während einer Chemotherapie oft vorbeugend mit Antigichtmitteln behandelt.

Auch beim Abnehmen werden Zellen abgebaut und Purine freigesetzt. Deshalb sollte auch in dieser Zeit auf die Harnsäurewerte geachtet werden.

Verschiedene Stadien der Gicht

Die primäre Gicht verläuft in vier Phasen:

- Das asymptomatische Stadium
- Der akute Gichtanfall
- Das interkritische Stadium, das auch als Ruhephase bezeichnet wird
- Die chronische Phase

Warnhinweis – erhöhte Harnsäurewerte

Oft werden erhöhte Harnsäurewerte bei einer routinemäßigen Blutuntersuchung festgestellt. Hat der Patient bis zu diesem Zeitpunkt noch keine akuten Schmerzattacken gehabt, spricht man von einer asymptomatischen Gicht. Dieser Zustand kann mehrere Jahre andauern. Bleiben erhöhte Harnsäurewerte unerkannt oder unbehandelt, so kommt es mit großer Wahrscheinlichkeit im Lauf der Zeit zu einem akuten Gichtanfall.
Beim ersten Mal ist in der Regel nur ein einziges Gelenk betroffen. Die Erkrankung hat sich jetzt manifestiert. Man spricht nun von einem Gichtpatienten oder auch Gichtiker.
Sind die Beschwerden abgeklungen, befindet sich die Gicht in der Ruhephase (interkritisches Stadium). In dieser Zeit ist der Patient auch ohne Behandlung subjektiv völlig beschwerdefrei. Nach einigen Monaten kann aber erneut ein akuter Anfall auftreten, der auch mehrere Gelenke betreffen kann und dann einem akuten Rheumaschub ähnelt.

Knochenveränderungen sind erst im chronischen Stadium der Gicht auf dem Röntgenbild zu erkennen.

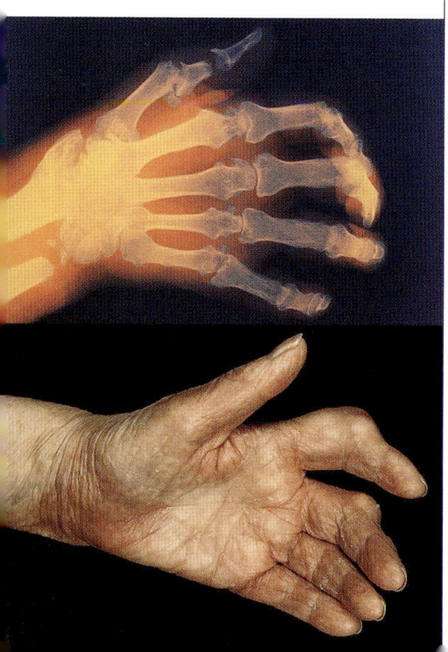

Nur noch selten – chronische Gicht

Bei der chronischen Gicht bilden sich nach gehäuften Anfällen am selben Gelenk oft irreversible Verformungen und Versteifungen, besonders an Händen und Füßen. Die zusätzlichen Schwellungen, die sich hier bilden, sind meist sehr schmerzhaft. Es existieren Ablagerungen der Harnsäurekristalle an verschiedenen Stellen des Körpers.

Solche Ablagerungen sind als kleine, nicht schmerzhafte Knötchen sichtbar und werden als Tophi bezeichnet. Sie geben wichtige Hinweise für das Stellen einer Diagnose, sind aber nicht immer leicht von Rheumaknötchen zu unterscheiden. Besonders in der Ohrmuschel finden sich solche Gichttophi häufig.
Glücklicherweise kann das Stadium der chronischen Gicht heute bei rechtzeitiger und konsequenter Therapie vermieden werden. Sie brauchen also als verantwortungsvoll lebender Gichtkranker keine Angst vor chronischen Schmerzzuständen zu haben.

Komplikationen und Spätschäden

Man kann nicht oft genug betonen, dass das Auftreten ernster Folgen einer Gichterkrankung maßgeblich von der Lebensführung des Patienten abhängt. Machen Sie sich immer wieder klar: Es liegt an Ihnen, Spätschäden zu vermeiden.

Gefahr für die Nieren

Die Nieren gehören zu den lebenswichtigen Organen des Menschen. Ohne Entgiftung durch die Nieren ist das komplexe System Mensch nicht überlebensfähig. Die moderne Medizin hat inzwischen zwar die Möglichkeit, mit Dialyseapparaten die Aufgaben der Nieren wenigstens zeitweise zu übernehmen, und auch Nierentransplantationen sind bei verschiedenen schweren Nierenerkrankungen möglich, aber beides ist die Ausnahme. Gerade der Gichtkranke sollte alle Möglichkeiten nutzen, um seine Nieren gesund und funktionsfähig zu erhalten. Er ist besonders anfällig für Erkrankungen der Nieren.

Balsam für die Nieren

Jeder gesunde Mensch sollte täglich zusätzlich zur Nahrung mindestens zwei Liter Flüssigkeit zu sich nehmen. Gemeint sind aber weder koffeinhaltige noch alkoholhaltige Getränke, son-

Tipp

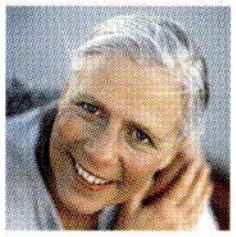

Durch eine regelmäßige Kontrolle der Blutwerte wird eine Gefährdung rechtzeitig erkannt. In den meisten Fällen kann der Ausbruch einer Gichterkrankung dadurch verhindert werden.

dern Wasser, Früchtetees oder andere kalorienarme Getränke. Machen Sie sich ruhig einmal ein paar Tage die Mühe nachzurechnen, wie viel Sie getrunken haben. Die Flüssigkeitszufuhr wird häufig deutlich überschätzt.

Sich an den Flüssigkeitsbedarf gewöhnen

Erinnern Sie sich selbst und andere daran zu trinken, und trinken Sie, sooft Sie daran denken. Durstgefühl lässt sich nämlich an- und abtrainieren. Ein Körper, der längere Zeit nicht genügend Flüssigkeit erhält, verlernt über kurz oder lang das Durstgefühl und wird Sie immer seltener ans Trinken erinnern.

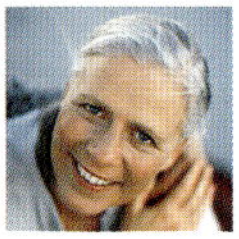

Info

Bei einer optimalen Versorgung mit Getränken profitiert auch Ihre Haut: sie sieht deutlich glatter und straffer aus. Ist das nicht eine gute Motivation, viel zu trinken?

Vorsicht, Nierensteine

Harnsäure bedeutet viel Arbeit für die Nieren. Sie wird zunächst aus dem Blut herausfiltriert, dann muss die größte Menge dem Blut wieder zugeführt werden, und der Rest wird ausgeschieden. Bei diesem aufwändigen Vorgang kann sich an verschiedenen Stellen der Nieren Harnsäure ablagern und zu Nierensteinen verklumpen. Diese können schmerzlos sein und unbemerkt bleiben, oft führen sie aber – wie jede andere Art von Nierensteinen auch – zu äußerst schmerzhaften Nierenkoliken: oft ein Hinweis auf eine Gichterkrankung. 20 bis 25 Prozent aller Gichtpatienten leiden an diesen Nierenkoliken.

Funktionseinschränkung durch Entzündungen

Auch wenn sich keine Nierensteine bilden, kann es bei erhöhten Harnsäurewerten im Blut zu einer Schädigung der Nieren kommen, wodurch z. B. chronische Gichtnieren entstehen. Dabei verursachen die Harnsäureablagerungen immer wiederkehrende Entzündungen, die im Zwischengewebe der Nieren zu einer Narbenbildung führen. Außerdem können in den kleinen Nierengefäßen Verkalkungen auftreten. Die gesamte Funktionsfähigkeit der Nieren wird so nach und nach eingeschränkt.

Lebensbedrohlich – akutes Nierenversagen

In seltenen Fällen kommt es durch den massiven Anfall von Harnsäure und deren Ablagerung im Zwischengewebe der Nieren zu einem akuten Nierenversagen. Ursache hierfür ist das ungunstige Zusammentreffen mehrerer Faktoren. Zum einen steigt die Harnsäurekonzentration im Urin bedingt durch eine geringe Flüssigkeitszufuhr plötzlich stark an. Hinzu kommt, dass der pH-Wert des Urins sinkt. Der nun stark saure Urin begünstigt das Auskristallisieren der Harnsäure, wodurch die feinen Gefäße der Nieren verstopft werden.

Eine ausreichende Aufnahme von Flüssigkeit ist eine Vorsorgemaßnahme, die niemandem schwer fällt und auch keinerlei Verzicht bedeutet.

Zerstörungen an Knochen und Gelenken

Als Folgeerscheinung der chronischen Gicht können kleine Knochenzerstörungen entstehen, die für den Arzt eindeutig auf dem Röntgenbild zu erkennen sind. Diese Bereiche bezeichnet man als Usuren.

Des Weiteren sind alle nicht knöchernen Bestandteile eines gichtbetroffenen Gelenks gefährdet. Zerstörter Knorpel wird vom Körper durch weniger belastbares Material ersetzt. Dadurch treten die typischen Beschwerden einer allgemeinen Gelenkabnutzung auf.

Schmerzlindernde Maßnahmen

Unter physikalischen Maßnahmen werden alle Therapiemethoden zusammengefasst, die entweder mit der Anwendung von Kälte oder Wärme einhergehen oder zu den aktiven bzw. passiven Bewegungsübungen gehören. Schon Pfarrer Sebastian Kneipp hat vor rund 140 Jahren Mittel und Wege gefunden, die einem Patienten mit Gelenkbeschwerden maßgebliche Linderung bringen können. Obwohl zunächst für Rheumapatienten entwickelt, sind diese Therapien auch hilfreich für den Gichtiker mit Schmerzen. Besonders betroffene Gliedmaßen sind hier Zehen- und Fußgelenke sowie Finger- und Handgelenke.

Wiederholte Gichtanfälle greifen den Gelenkknorpel an verschiedenen Stellen an; kleine Knochendefekte können röntgenologisch nachgewiesen werden.

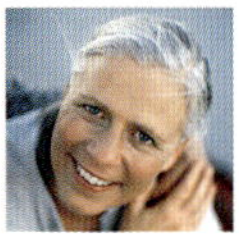

Tipp

Wickel, kalte Güsse und Bäder sind traditionelle Hausmittel, die auch heute noch bei schmerzenden Gelenken Linderung bringen und bei Gelenkerkrankungen erfolgreich angewendet werden können.

Wohltuende Kälte und Wärme

Als Grundsatz der Anwendung von Kälte und Wärme gilt: Das akut entzündete Gelenk verlangt nach Kälte, das chronisch schmerzende reagiert positiv auf Wärme. Als Möglichkeiten zur Kältetherapie eignen sich Kaltwasseranwendungen. Hier gibt es verschiedene Möglichkeiten: feuchtkalte Wickel, Waschungen, kalte Güsse. Besonders am Kniegelenk wirken auch Quarkpackungen angenehm kühlend. Für die Wärmetherapie gibt es ebenfalls verschiedene geeignete Methoden: Medizinische Bäder mit Zusätzen von Kräutern wie Heublumen und Fichtennadeln oder heiße Heusäckchen sind von Nutzen.

Gicht und andere Erkrankungen

Gicht und Fettsucht

Gichterkrankungen sind in unserer Wohlstandsgesellschaft weit verbreitet. In Ländern der Dritten Welt ist diese Krankheit nahezu unbekannt. Der größte Teil der Gichtpatienten ist beim Auftreten der Krankheit mehr oder weniger übergewichtig. Übergewicht ist die Folge einer überhöhten Kalorienzufuhr. In unserer Gesellschaft übt der Mensch in den meisten Fällen Tätigkeiten aus, die körperlich nicht besonders anstrengend sind. Auch in der Freizeit steht bei einem großen Teil der Bevölkerung Bewegung nicht auf dem Programm. Dadurch wird der Kalorienbedarf zusätzlich eingeschränkt, was zur Folge hat, dass auch Menschen, die nicht exzessiv essen, an Adipositas (Fettsucht) erkranken.

Gicht und Bluthochdruck

In Verbindung mit Über- und Fehlernährung treten auch noch andere Erkrankungen überdurchschnittlich häufig gemeinsam auf. Erwähnt sei hier der Bluthochdruck – die Hypertonie.

Die Ursachen hierfür sind höchst unterschiedlich und können in den meisten Fällen nicht eindeutig diagnostiziert werden. Dass der hohe Blutdruck ein Risikofaktor für Herzinfarkt und Schlaganfall sein kann, ist inzwischen weitgehend bekannt.

Häufige Begleiterscheinungen der Gicht sind Übergewicht, hoher Blutdruck und Diabetes mellitus.

Mehrfachnutzen durch Abnehmen

Was Patienten aber immer noch zu wenig bedenken, ist die Tatsache, dass übergewichtige Hypertoniker durch konsequentes Abnehmen ihren Bedarf an Medikamenten erheblich einschränken können. Oft gelingt dies durch eine bewusste Ernährung und ausreichende Bewegung fast von allein. Dabei fördern sich diese beiden Maßnahmen gegenseitig, bewirken sozusagen einen Synergieeffekt: Der Körper kann eine unter gesundheitsbewussten Gesichtspunkten zusammengestellte Ernährung besser verwerten, man bewegt sich wieder lieber und leichter, wodurch das Abnehmen wiederum begünstigt wird.

Gicht und Stoffwechselstörungen

Als weitere Erkrankung, die häufig beim adipösen Gichtiker angetroffen wird, soll Diabetes mellitus angesprochen werden. Bei der auch als »Zucker« bekannten Krankheit gibt es zwei Formen. Der junge, meist schlanke Typ-1-Diabetiker leidet unter einem Mangel an Insulin, das vom Körper nicht produziert wird. Beim älteren, meist übergewichtigen Typ-2-Diabetiker entsteht einen relativer Insulinmangel, den der Körper nicht durch eine Mehrproduktion ausgleichen kann. Der Diabetes verlangt vom Patienten die unbedingte Einhaltung einer speziellen Diät. Diese Diät, die in ihrer Zusammensetzung vollwertig sein sollte, wirkt sich auch deutlich positiv auf das Gichtgeschehen aus.

Zuletzt müssen noch die unterschiedlichen Fettstoffwechselstörungen genannt werden, die beim Gichtpatienten noch häufiger als beim Rest der Bevölkerung diagnostiziert werden.

Akute Entzündungen in den Gelenken reagieren auf Kältereize. Kuren nach Pfarrer Kneipp eignen sich also nicht nur für Rheumapatienten.

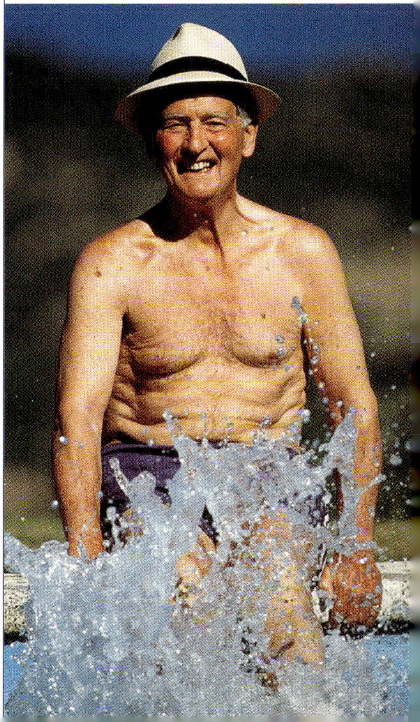

Medikamente zur Behandlung von Gicht

Dauermedikation erfordert vom Patienten ein hohes Maß an Einsicht und Mitarbeit – und das auch in anderen Bereichen der Lebensführung wie z. B. Ernährung und Bewegung. Bringen Sie Ihrem Hausarzt Vertrauen entgegen. Sprechen Sie mit ihm über Ihre Probleme, und verändern Sie die Therapie nicht auf eigene Faust.

Zur Behandlung der Krankheit Gicht stehen dem Arzt verschiedene, äußerst wirksame Medikamente zur Verfügung. Sie sind langjährig erprobt und im Allgemeinen gut verträglich. Im Folgenden sollen die verschiedenen Wirkungen einzelner Medikamente dargestellt und die möglichen Nebenwirkungen der einzelnen Präparate beschrieben werden.

Das Gespräch mit dem Arzt suchen

Sie sollten keine Scheu davor haben, sich mit Fragen und Bedenken bezüglich der Therapie an Ihren Arzt zu wenden. Im normalen Praxisalltag kann leicht der Eindruck entstehen, als habe der Arzt nicht genügend Zeit, sich mit Ihren Fragen zu beschäftigen. Das macht unsicher, und man vergisst während des Gespräches leicht die einzelnen Punkte, die einen noch beunruhigen, oder sie fallen Ihnen erst hinterher wieder ein.

Der Umgang mit Medikamenten

- Die Erkenntnis, dass dauerhaft Medikamente eingenommen werden müssen, bedeutet einen entscheidenden Einschnitt in das bisherige Leben.
- Daraus ergeben sich eine ganze Reihe von Unsicherheiten, Fragen und Zweifel.
- Bei vielen Krankheiten, so auch bei Gicht, kommt hinzu, dass über lange Zeit keine Schmerzen oder andere unangenehme Erscheinungen an die Notwendigkeit der regelmäßigen Medikamenteneinnahme erinnern.

Lassen Sie sich dadurch nicht davon abhalten, alles für Sie Notwendige in Erfahrung zu bringen. Lesen Sie vor der ersten Einnahme den Beipackzettel der Tablettenpackung aufmerksam durch. Er wird Ihnen schon vorab einiges erklären. Schreiben Sie sich dann Ihre Fragen zu Ihrer Krankheit und der verordneten Therapie auf, und nehmen Sie diese Aufzeichnungen zum nächsten Arztbesuch mit. Ihr Arzt wird sicher auf Ihre Fragen und Bedenken eingehen.

Wichtige Informationen für den Arzt

Das Gleiche gilt für von Ihnen beobachtete Wirkungen oder Nebenwirkungen. Nur mit Ihrer Hilfe und Rückmeldung kann der Arzt im Einzelnen entscheiden, wie die Behandlung fortzuführen ist. Stellen Sie die Einnahme des verschriebenen Medikamentes auf keinen Fall selbstständig ein, und ändern Sie auch nichts an der Dosierung, ohne vorher mit Ihrem Arzt darüber gesprochen zu haben.
Für alle dauerhaft eingenommenen Medikamente gilt, dass jeder andere Arzt, der Sie behandelt (Orthopäde, Internist, Frauenarzt etc.), über Namen und Dosierung des Medikaments informiert werden muss, um unerwünschte Wechselwirkungen mit anderen Medikamenten vermeiden zu können.

Für Reisen Vorsorge treffen

Denken Sie vor Urlaubs- und Geschäftsreisen daran, Ihre Medikamente in ausreichender Menge einzupacken, und erkundigen Sie sich bei Ihrem Arzt, wie Sie sich mit der Einnahme bei der Reise in unterschiedliche Zeitzonen verhalten sollen. Bedenken Sie: Zweck der Therapie der Hyperurikämie ist es, den Harnsäurespiegel im Blut ständig im Normalbereich zu halten, damit nicht nur der akute Gichtanfall, sondern auch eventuelle Spätschäden vermieden werden können. Deswegen sollte eine Therapie nicht unterbrochen werden.

Tipp

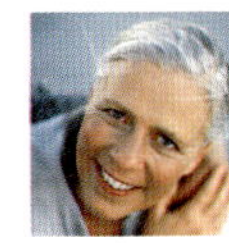

Bringen Sie Ihre Reiseapotheke auf den neuesten Stand, und verstauen Sie für den Fall eines Gepäckverlusts eine Ersatzpackung Ihres Medikaments sicherheitshalber im Handgepäck.

Harnsäuresynthese-Hemmer

Eine Gruppe von Stoffen, die zu einer Normalisierung des Blutharnsäurespiegels führen können, sind die Harnsäuresynthese-Hemmer oder auch Urikostatika. Sie bewirken, dass die Umwandlung der Purinnukleotide zu Harnsäure stark eingeschränkt wird. Das funktioniert folgendermaßen: Die Wirksubstanz dieser Medikamente, das Allopurinol, ähnelt einem Produkt (Hypoxanthin), das beim Abbau der Purine zu Harnsäure entsteht. Das für den weiteren Abbau zuständige Enzym muss nun zusätzlich das schlechtere Substrat Allopurinol aufspalten. Das ist wesentlich aufwändiger, als die körpereigenen Produkte (Hypoxanthin und Xanthin) abzubauen. Infolgedessen geht der Abbau der köpereigenen Produkte nur noch schleppend vonstatten. Da diese Vorstufen der Harnsäure wesentlich leichter wasserlöslich als Harnsäure sind, können sie besser über die Nieren ausgeschieden werden. Auch die Herstellung von Purinbausteinen ist während der Einnahme von Allopurinol verringert. Das wird darauf zurückgeführt, dass die Abbauprodukte von Allopurinol als falsche Bausteine für die Purinsynthese angeboten werden.

Je besser der Arzt über Veränderungen informiert ist, umso sinnvoller kann er die Therapie den Bedürfnissen des Patienten anpassen. Allopurinol sollte auf keinen Fall ohne Rücksprache mit dem Arzt abgesetzt werden.

Gichtanfall trotz Medikament?

Zu Beginn der Behandlung mit Allopurinol kann es dazu kommen, dass die Nieren mit der Ausscheidung der verschiedenen körpereigenen und körperfremden Stoffe überfordert sind und dadurch ein akuter Gichtanfall ausgelöst wird. Auch können durch Allopurinol schon vorhandene Gichtknoten (Tophi) aufgelöst werden, was anfänglich zu einem Anstieg der Harnsäure führen und sogar gehäuft Anfälle von Gelenkgicht verursachen kann. Daher wird meist zu Beginn der Behandlung mit Allopurinol zusätzlich eine niedrige Dosis Kolchizin verabreicht, um diesem unerwünschten Beweis der Wirksamkeit des Medikaments vorzubeugen. Kolchizin ist ein Mittel, das auch beim akuten Gichtanfall eingesetzt wird (siehe auch Seite 23f.).

Während der Allopurinoltherapie ist es besonders wichtig, dass Sie viel Flüssigkeit zu sich nehmen, um die Ausscheidung der Stoffwechselprodukte über die Nieren anzuregen.

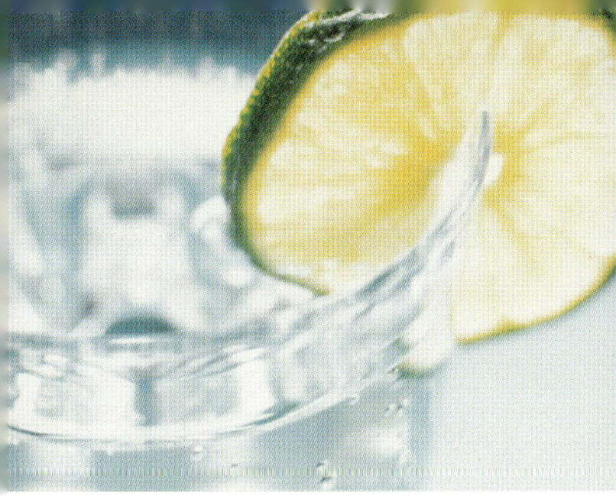

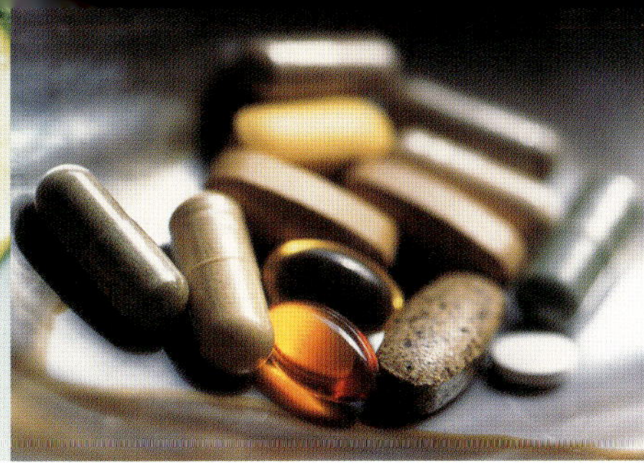

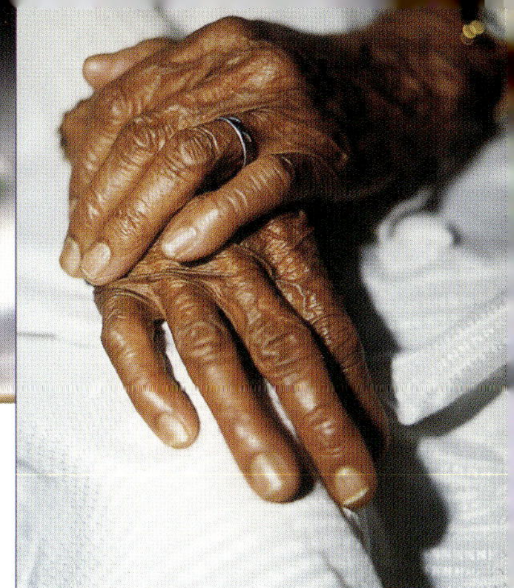

Mit viel Flüssigkeit und der richtigen Ernährung kann man viel tun, um Gichterkrankungen vorzubeugen und die Notwendigkeit einer medikamentösen Behandlung gar nicht erst aufkommen zu lassen.

Anwendung und Nebenwirkungen

Allopurinol hat eine lange Wirkungsdauer und muss daher in der Regel nur einmal am Tag eingenommen werden. Auf die gute Funktion der Nieren ist zu achten, da diese die Einzelstoffe des Harnsäureaufbaus entsorgen müssen.

Selten treten Nebenwirkungen wie Durchfall, Juckreiz, Hautausschlag, Fieber, Haarausfall, Mundtrockenheit und Hepatitis (Leberentzündung) auf. Diese Nebenwirkungen sind aber meist kein Grund, die Dauerbehandlung abzubrechen. Sie treten oft nur vorübergehend auf. Sowohl das körperliche Befinden als auch eventuelle Veränderungen in Laborwerten normalisieren sich rasch wieder.

Urikosurika

Ein großer Teil der Harnsäure, der von den Nieren zunächst ausgefiltert wurde, wird zu einem späteren Zeitpunkt aufgenommen. Wird diese Rückresorption verhindert, so führt das zu einer verstärkten Ausscheidung der Harnsäure über die Nieren. Urikosurika wirken in genau dieser Weise. Sie fördern also die Ausscheidung und helfen auf diese Weise, den Blutspiegel der Harnsäure zu senken.

Als Wirkstoffe stehen hier z. B. Probenezid und Benzbromaron zur Verfügung. Wegen der hohen Nierenbelastung, mit der diese Behandlung verbunden ist, werden diese Substanzen nicht bei schweren Nierenerkrankungen verschrieben. Ansonsten sind Urikosurika im Allgemeinen sehr gut verträglich. Nebenwirkungen werden durch die Behandlung mit Urikosurika nur selten ausgelöst. Manchmal kommen Magen-Darm-Beschwerden und allergische Hautausschläge vor; gelegentlich treten auch Kopfschmerzen auf.

Patienten mit gesunden Nieren können die Wirkung von Urikosurika wesentlich durch die Aufnahme von etwa zwei Liter Flüssigkeit pro Tag unterstützen.

Sauren Harn vermeiden

Harnsäure fällt im sauren Bereich leicht aus, d. h., es kommt zur Bildung von Harnsäurekristallen, die sich im Gewebe ablagern. Bei einem pH-Wert von 6,3 bis 6,9 funktioniert die Ausscheidung von Harnsäure optimal. Saurer sollte der Harn nicht werden. Bestimmte Medikamente tragen dazu bei, den Urin in diesen optimalen pH-Wertbereich zu bringen. Ein wichtiger Inhaltsstoff dieser Medikamente ist ein Zitronensäuregemisch. Wichtig ist, dass Sie während der Therapie den pH-Wert Ihres Urins in regelmäßigen Abständen selbst kontrollieren. Dazu gibt es Teststreifen aus Indikatorpapier, die ganz einfach zu handhaben sind. Nachdem der Teststreifen mit dem Harn in Berührung gekommen ist, verfärbt er sich, und Sie können anhand einer mitgelieferten Farbskala in kürzester Zeit den genauen pH-Wert ablesen.

Diese Therapie hat im Allgemeinen nur eine unterstützende Funktion. Sie kann weder die oben genannten Medikamente noch die entsprechende Lebensführung ersetzen.

Anhand von Teststreifen aus Indikatorpapier lässt sich der Harnsäurewert schnell und einfach selbst kontrollieren.

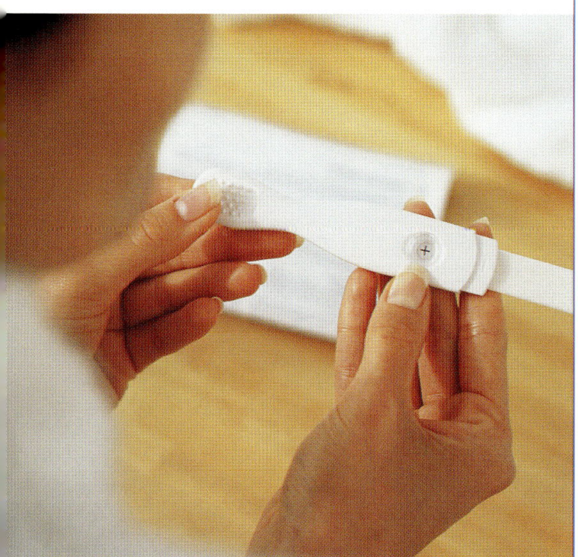

Die Therapie des akuten Gichtanfalls

Der Gichtanfall ist ein Ereignis, dessen Therapie keinen Aufschub duldet, da der Patient unmittelbar von starken Schmerzen gepeinigt wird. Schnelle Hilfe ist geboten, denn ohne Therapie würde der Patient sicher eine Woche lang an seinen Schmerzen leiden. Um die Therapie des akuten Gichtanfalls nachvollziehen zu können, ist das Verständnis der im Körper ablaufenden Mechanismen eine wichtige Hilfe. Wie bereits erwähnt kann nur eine bestimmte Menge Harnsäure im Blut gelöst werden. Wird diese Konzentration überschritten, so fallen Harnsäurekristalle aus. Da sie dann für den Transport zu schwer werden, setzen sie sich in den Geweben ab. Hiervon sind besonders die Gewebearten betroffen, die einen langsameren Stoffwechsel aufweisen: Knochen, Sehnen, Gelenke.

Der Beginn eines Teufelskreises

Mit Hilfe von Fresszellen, die auch Phagozyten heißen, versucht der Körper nun, diese kristallinen Fremdkörper loszuwerden. Dazu werden diese Harnsäure- oder Uratkristalle von den Phagozyten aufgenommen, die sie unschädlich machen sollten.
Uratkristalle verursachen aber im Inneren der Fresszellen eine Reaktion, die zur Zerstörung der Phagozyten führt. Dadurch werden nicht nur die Kristalle wieder freigesetzt, sondern auch Verdauungsenzyme, die sich in den Zellen befinden. Außerdem wird durch diese Verdauungsenzyme Gewebe, wie z.B. der Gelenkknorpel, zerstört. Dadurch verstärkt sich die Entzündungsreaktion. Der Körper schickt weitere Phagozyten, um das Problem zu bekämpfen, und so läuft der oben beschriebene Prozess immer wieder von neuem ab.

Kolchizin – das Mittel der Wahl

Kolchizin hemmt die Aktivität der Fresszellen des Körpers. Dadurch kann dieser Teufelskreis durchbrochen werden, und die starken Schmerzen werden relativ rasch gelindert. Um einen so massiven Vorgang schnell behandeln zu können, werden häufig Dosierungen benötigt, die bereits Nebenwirkungen mit sich bringen. Hier handelt es sich meistens um Übelkeit, Erbrechen,

Tipp

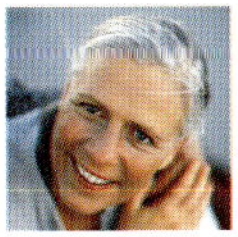

Nehmen Sie keine Medikamente auf eigene Faust. Ihr Arzt kann am besten entscheiden, welches Mittel für Sie geeignet ist. Führen Sie Buch über die Medikamente, die Sie einnehmen, damit Sie jeden Arzt, der Sie behandelt, zuverlässig darüber informieren können.

Durchfälle und Leibschmerzen, die zu einem Abbruch oder einer Einschränkung der Behandlung führen können. Da Kolchizin jedoch das wirksamste Medikament ist, sollte es im akuten Gichtanfall zum Einsatz kommen.

Entzündungshemmende Mittel – Antiphlogistika

Wird die Therapie mit Kolchizin zu schlecht vertragen, können auch entzündungshemmende Medikamente, die so genannten Antiphlogistika, eingesetzt werden.
Diese Wirkstoffe greifen zwar nicht direkt in den beschriebenen (siehe Seite 23) Prozess ein, aber sie sind in der Lage, die Entzündungsreaktion des Körpers erheblich einzuschränken. Dadurch bewirken sie auch eine Schmerzlinderung. Antiphlogistika sind eine wichtige Ergänzung oder auch Alternative zur Behandlung mit Kolchizin, wenn dieses überhaupt nicht vertragen wird.

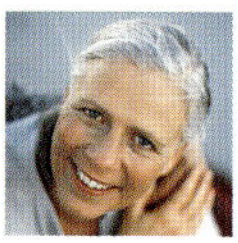

Info

Manche Patienten vertragen die Wirkstoffe der nicht steroidalen Antirheumatika besser, wenn diese in Form von Zäpfchen gegeben werden. Fragen Sie Ihren Arzt danach.

Nicht steroidale Antirheumatika

Antiphlogistika kann man in zwei Gruppen unterteilen: die so genannten nicht steroidalen Antirheumatika (NSAR) und die steroidalen Antirheumatika.
Zu den nicht steroidalen Antirheumatika gehören Medikamente mit den Inhaltsstoffen Phenylbutazon, Indometazin, Naproxen, Fenoprofen oder Diclofenac.
Am häufigsten treten bei diesen Substanzen Nebenwirkungen im Magen-Darm-Bereich auf. Es kann zu Übelkeit, Erbrechen und Durchfall kommen. Selten treten auch Magengeschwüre auf. Deshalb werden oft zusätzlich Mittel zur Neutralisation der Magensäure gegeben. Sie sollten Antirheumatika auch nicht auf nüchternen Magen zu sich nehmen.
Achten Sie bei der Medikamenteneinnahme immer darauf, Tabletten, Dragees oder Kapseln mit viel Flüssigkeit (200 bis 250 Milliliter Wasser) einzunehmen.

Kortison und andere steroidale Antirheumatika

Zu den steroidalen Antirheumatika gehören die Kortikoide – Stoffe, die in verschiedenen Formen vom Körper in den Nebennieren gebildet werden. Sie wirken sehr stark gegen Allergien und Entzündungen. Kortikoide dürfen auf keinen Fall plötzlich abgesetzt werden, da das einen erneuten Gichtanfall auslösen könnte. Deshalb muss die Dosis schrittweise verringert werden, nachdem die Beschwerden abgeklungen sind. Der Arzt nennt dies ausschleichen. Eine Therapie mit Kortikoiden kann zu Nebenwirkungen wie Störungen bestimmter Stoffwechselvorgänge, Hautreaktionen oder Magen-Darm-Problemen führen.

Kortison ist ein hochwirksames Medikament, das jedoch schnell zu unerwünschten Nebenwirkungen führt. Deshalb sollte es immer so gering wie möglich dosiert werden.

Gichttherapie und andere Medikamente

Gicht und Diuretika

Grundsätzlich sollten Sie immer daran denken, jeden Arzt, der Sie behandelt, sei es nun der Augenarzt, Lungenfacharzt oder Kardiologe, darüber zu informieren, dass Sie regelmäßig Medikamente einnehmen. Besser einmal zu viel gesagt als einmal zu wenig. Hilfreich kann hierbei sein, sich die eingenommenen Medikamente – und ihre Wirkungen – aufzunotieren. Denn nur wer Bescheid weiß, kann auch das Richtige verschreiben. Von den relativ häufig verschriebenen Medikamenten sollen hier die Diuretika erwähnt werden. Diese Entwässerungsmittel werden vor allem in der Behandlung von Bluthochdruck und Herzschwäche eingesetzt. Sie können die Ausscheidung der Harnsäure über die Nieren stören und somit erheblichen Einfluss auf den Therapieerfolg der Gicht nehmen.

Ein ausführliches Gespräch mit dem Arzt sollte die Ausgangslage einer jeden Behandlung von Gichtkrankheiten sein. Das schafft Vertrauen für den Patienten!

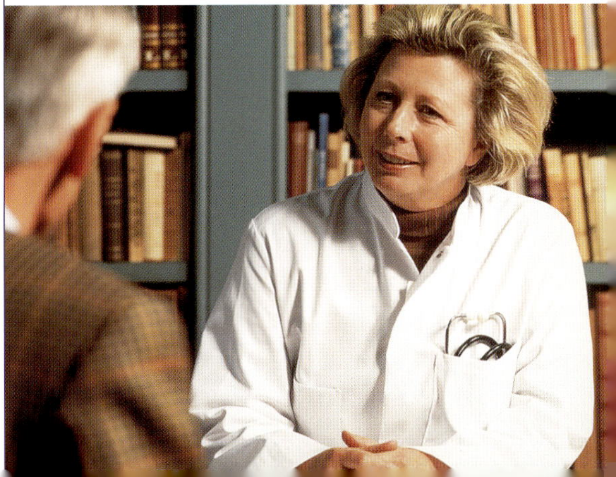

Gicht und Blutgerinnung

Sollten Sie ein gerinnungshemmendes Arzneimittel einnehmen, so muss der Gerinnungswert des Bluts (Quick-Wert) strenger kontrolliert werden als sonst, da durch die Gichttherapie die Blutungsgefahr verstärkt wird und die Dosis des Gerinnungshemmers unter Umständen reduziert werden muss.

Gicht und Asthmatherapie

Sollten Sie an Asthma leiden, muss Ihr behandelnder Arzt darüber informiert werden, welche Gichtmedikamente Sie einnehmen, da die Wirkung von Theophyllin, das Bestandteil einiger Atemwegsmedikamente ist, verändert werden kann.

Vorsicht bei Azetylsalizylsäure

Die Einnahme von Azetylsalizylsäure (ASS; z. B. in Aspirin) ist während der Gichttherapie nicht unbedenklich, da die Wirkung der Urikosurika abgeschwächt wird.

Gicht und Antibiotika

Wenn Sie an einem komplizierteren Infekt leiden, kann es sein, dass Ihr Arzt Ihnen ein Antibiotikum verschreibt. Dessen Ausscheidung wird wahrscheinlich durch Ihre Urikosurika vermindert, so dass es länger wirkt als normalerweise. Sprechen Sie mit Ihrem Arzt über eine sinnvolle Dosierung.

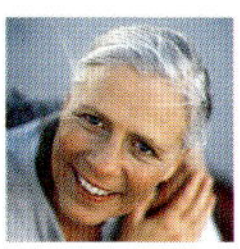

Tipp

Ein erhöhter Harnsäurespiegel sollte immer auch als Aufforderung angesehen werden, falsche Lebensgewohnheiten abzulegen und sich mehr um gesunde Ernährung und körperliche Fitness zu kümmern. Nicht umsonst gelten Bacchus und Lukullus als Paten der Gicht!

Eigeninitiative bei Gicht

Gerade bei Gicht können Sie selbst viel zum Erhalt Ihrer Gesundheit beitragen, denn Verlauf und Entwicklung dieser Erkrankung werden maßgeblich durch äußere Lebensumstände – wie eine bewusste Ernährung, regelmäßige Bewegung an der frischen Luft etc. – oder begleitende Wohlstandserkrankungen beeinflusst.

Strategie der Zukunft

In der Antike bestand die Therapie von Erkrankungen nicht nur in der Verabreichung von Medikamenten. Die Patienten mussten sich einer Ernährungsbehandlung unterziehen, körperliche Übungen und geistige Schulungen zum Erreichen des seelischen Gleichgewichts durchführen. Maßnahmen zur Abhärtung rundeten das Therapiekonzept ab. Ziel der hippokratischen Medizin war es, den Patienten wieder in Harmonie mit seinen Mitmenschen und der Umwelt zu bringen und auf diese Weise die Ordnung im Organismus wiederherzustellen. Geist, Körper und Seele wurden als Einheit begriffen und mussten daher gleichermaßen Berücksichtigung finden. Dieser ganzheitliche Ansatz wurde von der naturwissenschaftlichen Medizin immer mehr vernachlässigt und geriet über deren Erfolge in Vergessenheit. Erst in jüngerer Zeit, seit die Kassen im Gesundheitsbereich leer sind, besinnt man sich auf präventive Konzepte sowie ganzheitliche Gesundheitspflege und kehrt zum hippokratischen Gesundheitsverständnis zurück.

In der Vergangenheit war die Gicht eine Geißel der Reichen, die von der meist armen Bevölkerung als gerechte göttliche Strafe für Völlerei und Genusssucht betrachtet wurde.

Verantwortung übernehmen

Immer mehr Patienten haben den Wunsch, ganzheitlich behandelt zu werden, und wollen nicht, dass der Arzt nur die Fehlfunktion eines bestimmten Organs oder eine Stoffwechselentgleisung bekämpft. Durch eigene Maßnahmen unterstützen sie die ärztlichen Bemühungen und übernehmen selbst Verantwortung für ihre Gesundheit. Wenn Sie die folgenden Ratschläge befolgen, verbinden Sie in idealer Weise den Nutzen der modernen naturwissenschaftlichen Medizin, vertreten durch Ihren Arzt und seine Therapie, mit dem klassischen Gesundheitsverständnis des Hippokrates. Wahrscheinlich werden Sie sich durch Ernährungsumstellung und körperliche Aktivität auch insgesamt wohler fühlen und können in Ihrer persönlichen Entwicklung von dem Leiden profitieren.

Die Veranlagung zur Gicht wird zwar vererbt, doch die Krankheit kommt nur zum Ausbruch, wenn bestimmte äußere Faktoren dazukommen. Diese Faktoren können Sie durch Ihr Verhalten maßgeblich beeinflussen.

Gut und gesund essen – Nährstoffe und Rezepte

Hauptursache für die Wohlstandserkrankung Gicht ist unmäßiges, »falsches« Essen in Verbindung mit einem Mangel an Bewegung. Aber lassen Sie sich nicht die Freude am guten Essen und Trinken verderben. Informieren Sie sich im nachfolgenden Kapitel, was Sie tun können, um Genuss und Gesundheit in Einklang zu bringen, Ihr Wohlbefinden zu steigern – und die Entstehung von Gicht zu vermeiden. Konkrete Rezeptbeispiele für alle Tageszeiten finden Sie ab Seite 50.

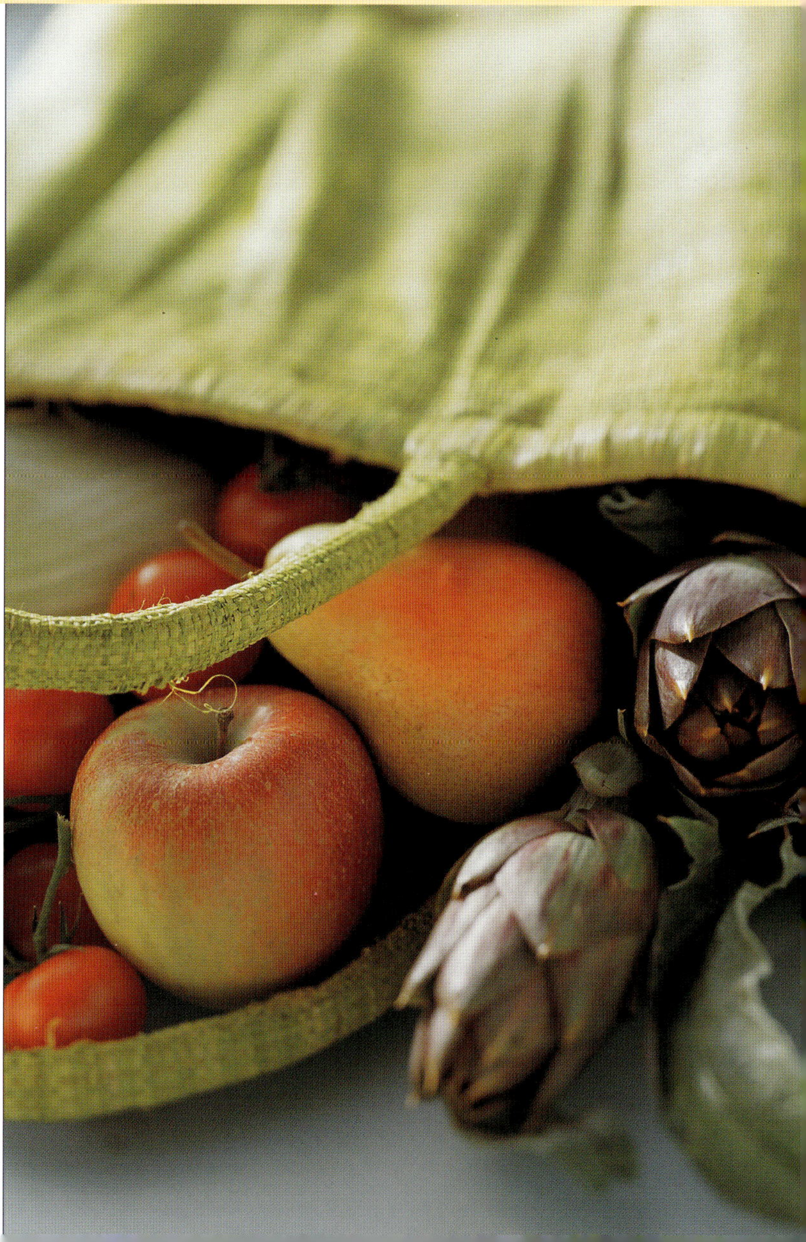

Ernährung und Gicht

Gicht und Ernährung sind eng miteinander verknüpft. Durch die richtige Ernährung können Sie den Verlauf der Krankheit am deutlichsten beeinflussen bzw. ihr Auftreten verhindern. Speziell bei Gicht sind die Hauptansatzpunkte:

- Purinreiche Nahrungsmittel meiden
- Alkohol und Zucker einschränken
- Übergewicht abbauen

Nahrung heute – zu viel und zu fett

Im deutschsprachigen Raum kommt Gicht relativ häufig vor. Das ist nicht verwunderlich, wenn man die Berichte der Deutschen Gesellschaft für Ernährung (DGE), dem Fachgremium in Sachen Ernährung, studiert. In ihren Berichten wird regelmäßig die Ernährungssituation in Deutschland untersucht.

Die schlimmsten Ernährungsfehler

- Jeden Tag nehmen Männer bei vorwiegend sitzender Tätigkeit im Durchschnitt 1300 Kilokalorien, Frauen mit vorwiegend sitzender Tätigkeit ca. 800 Kilokalorien zu viel zu sich.
- Täglich essen Männer durchschnittlich 143 Gramm Fett, Frauen 118 Gramm. Den größten Anteil dieser zu hohen Fettaufnahme machen gesättigte, »versteckte« Fette in Käse und Wurstwaren aus. Die Fettaufnahme sollte möglichst nicht mehr als 70 bis 90 Gramm pro Tag betragen.
- Durch den regelmäßigen und häufigen Verzehr von Fleisch, Fleischprodukten, Eiern, Milch und Milchprodukten nehmen Männer täglich mehr als 600 Milligramm, Frauen mehr als 500 Milligramm Cholesterin auf.
- Die Aufnahme von tierischem Eiweiß in Form von Fleisch, Eiern, Milch und Milchprodukten ist doppelt so hoch wie die

Info

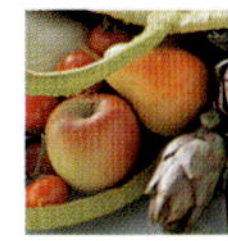

Vor Tausenden von Jahren mag unsere angeborene Lust auf süße und salzige Speisen sowie die Bevorzugung energiereicher Nahrung wie Fett als Überlebensmechanismus durchaus sinnvoll gewesen sein: Heute, wo diese Lebensmittel im Übermaß zur Verfügung stehen, kann uns dies jedoch leicht zum Verhängnis werden.

Empfehlungen der DGE. Diese »Eiweißmast« bedingt, dass große Mengen Harnsäure bildender Purine, Cholesterin und gesättigte Fettsäuren in der Nahrung enthalten sind. Bis zu 300 Gramm Eiweiß werden bei uns täglich konsumiert.

- Der Zuckerverbrauch ist beachtlich: Pro Kopf und Tag werden durchschnittlich 100 Gramm Raffinadezucker konsumiert, der nur Kalorien, aber keine Nährstoffe liefert.
- Zu hoch liegen auch die aufgenommenen Salzmengen. Täglich sollten sechs bis acht Gramm Kochsalz aufgenommen werden. Aufgenommen wird derzeit etwa doppelt so viel.
- Männer konsumieren täglich 56 Gramm reinen Alkohol, Frauen kommen noch auf beachtliche 26 Gramm.
- Ballaststoffe, also unverdauliche pflanzliche Nahrungsbestandteile, die für eine geregelte Verdauung wichtig sind, werden in zu geringem Umfang gegessen.
- Ähnlich schlecht ist die Versorgung mit Vitamin B1. Das gilt besonders für Jugendliche und Schwangere. Kritisch tief sind die Werte der Aufnahme von Folsäure. Ältere Menschen und Raucher leiden außerdem oft an Vitamin-C-Mangel.
- Allgemein wird zu wenig Kalzium, aber zu viel Phosphor aufgenommen, das hauptsächlich aus Fleisch und Fleischwaren sowie Fertigprodukten stammt. Auch der beliebte Schmelzkäse liefert häufig unerwünscht viel Phosphate.
- Speziell Frauen nehmen zu wenig Eisen auf.
- Der Anteil an Fertigprodukten in der Nahrung steigt: Nur noch ca. 15 Prozent der aufgenommenen Kalorien stammen aus naturbelassenen Lebensmitteln.

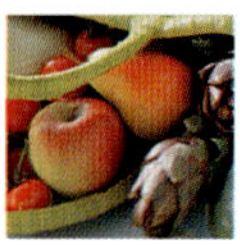

Tipp

Alkohol hat fast ebenso viele Kalorien wie Fett. Wenn Sie Ihr Übergewicht nicht auf zu reichliche Mahlzeiten und häufige Naschereien zurückführen können, trinken Sie vielleicht zu viel alkoholische Getränke.

Auch Kleinvieh macht Mist

Zwangsläufige Folge dieser Entwicklung ist Übergewicht. Das ist ein typisches Gesundheitsproblem der Industrienationen. Übergewicht entsteht, wenn dem Körper langfristig mehr Nahrung zugeführt wird, als er verbrauchen kann. Eine zu hohe Kalorienaufnahme, gekoppelt mit einem zu geringen Verbrauch an Kalorien, macht dick. Es reicht aus, den eigenen Bedarf um lediglich ein bis zwei Prozent pro Tag zu überschätzen: Diese zwar nur geringfügige, aber dennoch zu hohe Kalorienaufnahme kann der Körper langfristig nicht mit eigenen Regelmechanismen ausgleichen. So kann täglich nur eine Scheibe Toastbrot zu viel über Jahre hinweg eine ganz erhebliche Gewichtszunahme verursachen.

Fett macht fett

In Notzeiten wurde die Nahrung vorwiegend nach ihrem Energiegehalt beurteilt. Insbesondere tierisches Fett galt daher als wertvoller Nahrungsbestandteil. Heute wird Fett als Dickmacher Nummer eins angesehen.
Fett liefert beim Verzehr die meisten Kalorien und schmeckt gut. Trotzdem setzt es im Körper kaum Sättigungssignale frei, da es in fast unbegrenzter Menge gespeichert werden kann. Im Gegensatz dazu müssen überschüssige Kohlenhydrate oder Eiweiß nach einer Mahlzeit sofort verbrannt werden; sie erfordern Stoffwechselaktivität und senden starke Sättigungssignale aus. Deshalb ist für die meisten überflüssigen Pfunde eine zu hohe Aufnahme von Fett verantwortlich. Gerade Übergewichtigen mangelt es oft an Sättigungssignalen.

Untersuchungen zum Essverhalten

Gibt man Normal- bzw. Übergewichtigen Joghurts, die unterschiedliche Mengen an Fett enthalten, so passen die Normalgewichtigen ihre Nahrungsaufnahme dem Fettanteil im Joghurt an, die Kaloriengesamtaufnahme bleibt gleich. Nicht so die Dicken: Egal, wie viel Fett der Joghurt enthält, sie essen genauso viel wie sonst auch. Fettreiche Joghurts unterdrücken ihr Hungergefühl sogar noch weniger als die im Verhältnis kalorienärmeren Joghurts.

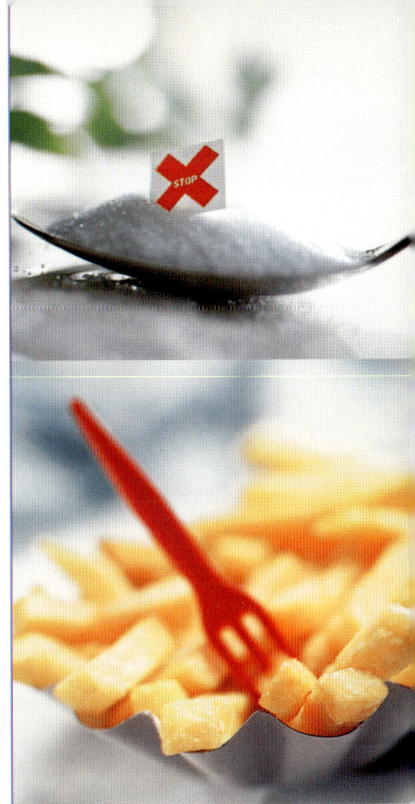

Zucker und Fett sind – neben purinreichen Lebensmitteln – die schlimmsten Ernährungssünden für Gichtkranke.

Fett ist der Nährstoff mit der größten Energiedichte. Achtung: Sein Sättigungseffekt ist sehr gering.

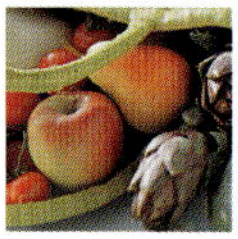

Info

Im deutschsprachigen Raum werden zurzeit 40 Prozent der täglichen Energiezufuhr in Form von Fett aufgenommen. In südlichen Ländern ist der Prozentsatz aufgrund der gesünderen Ernährungsgewohnheiten deutlich geringer.

Vor einiger Zeit wurde in Potsdam eine Studie mit zwei Gruppen von jeweils zehn normal- bzw. übergewichtigen Frauen durchgeführt.

Es sollte geprüft werden, ob der Fettgehalt einer Testmahlzeit die Sättigung beeinflusst und ob ein Unterschied zwischen den normal- und übergewichtigen Frauen besteht. Die Teilnehmer erhielten eine Tomatensuppe, mit und ohne Fettzulage, und konnten dazu Brot und Butter nach Belieben essen. In dieser Studie war in beiden Gruppen die Zahl der verzehrten Brote unabhängig vom Fettgehalt der Suppe. Auch die anhand einer Bewertungsskala ermittelte Sättigung blieb dieselbe. Das über den Tag verteilte Essverhalten unterschied sich weder bei den Normal- noch bei den Übergewichtigen.

Unsensibel gegen Fettaufnahme

Die bisher zum Thema »Sättigung« durchgeführten Studien zeigen: Der Körper »merkt« nicht, wie viel Fett ihm zugeführt wird, und kann daher seine übrige Nahrungsmittelaufnahme nicht anpassen. Dieser Sachverhalt gilt auf alle Fälle für leicht Übergewichtige, vermutlich sogar für Normalgewichtige. Wer also zu fettreichen Lebensmitteln greift, hat es besonders schwer, sein Gewicht zu halten. Die zu hohe Fettaufnahme wird vom Körper nicht bemerkt und ist damit ein unkontrollierbarer Faktor. Nur durch eine langfristige Verringerung des Fettanteils in der Nahrung ist es also möglich abzunehmen.

Fett vernünftig eingesetzt

- Die Fettaufnahme sollte 30 Prozent der Gesamtkalorienaufnahme nicht überschreiten. Vorsicht vor fetter Wurst und Käse in Doppelrahmstufe: In ihnen ist viel Fett versteckt.
- Es sollten qualitativ hochwertige Fette aufgenommen werden: Die Qualität der Fette wird in ernährungsphysiologischer Hinsicht durch den P/S-Quotienten charakterisiert.

Das Wichtigste in Kürze

- Machen Sie sich zunächst mit den Grundsätzen einer vollwertigen Ernährung vertraut. Durch die Umstellung auf eine gesunde Ernährung gelingt es in den meisten Fällen, das Körpergewicht dauerhaft zu reduzieren.
- Die Deutsche Gesellschaft für Ernährung empfiehlt eine laktovegetabil orientierte Vollwertkost. Bei dieser Kostform werden automatisch keine sehr purinreichen Nahrungsmittel aufgenommen.
- Versuchen Sie nicht, mit einer Reduktionsdiät möglichst schnell abzunehmen. Sie erreichen leider meist keine langfristige Gewichtsabnahme, außerdem kann plötzliches Fasten einen Gichtanfall provozieren, da es auch hier zu einem plötzlichen starken Anstieg der Harnsäure durch vermehrten Zellabbau kommt.

Mit einer Radikaldiät schaden Sie Ihrem Körper mehr, als Sie ihm nutzen. Nur durch eine Ernährungsumstellung erreichen Sie wirklich eine dauerhafte Gewichtsreduktion.

□ Man versteht darunter das Verhältnis von mehrfach ungesättigten (z. B. in pflanzlichen Ölen) zu gesättigten Fettsäuren (in Butter und tierischem Fett).
□ Der P/S-Quotient sollte zwischen 0,5 und 1 liegen, erreicht jedoch bei uns im Durchschnitt nur einen Wert von 0,3.

Die laktovegetabile Ernährung verzichtet auf Fleisch, Fisch und Ei; Milchprodukte finden bei dieser Ernährungsweise jedoch Verwendung. Manche durchaus hochwertigen Lebensmittel, wie Kartoffeln, Sojabohnen und Reis, werden erst durch das Kochen genießbar.

Adaptierte Vollwertkost

Die Grundlagen der Vollwertkost wurden bereits zu Beginn unseres Jahrhunderts von den Ärzten Bircher-Benner und Kollath gelegt. Die Vollwertkost wurde weiterentwickelt, ihr Nutzen ist inzwischen durch wissenschaftliche Studien belegt. Sie wird heute auch von der DGE empfohlen.

In der Vollwertkost werden die Lebensmittel nach ihrer biologischen Wertigkeit in verschiedene Gruppen eingeteilt: In Gruppe eins stehen rohe, naturbelassene Nahrungsmittel, die nicht industriell verarbeitet wurden, wie z. B. frisches Obst, Gemüse, Nüsse, Keimlinge, Rohmilch, kaltgepresste Öle und Honig. Diese Lebensmittel sollten auf ihrem Speiseplan an oberster Stelle stehen. Dagegen sollte jeder, der auf eine gesunde Ernährung achtet, Produkte aus Gruppe vier, wie weißen Zucker, Limonaden, Kondensmilch etc., weitgehend meiden.

Vollkornprodukte liefern Ihrem Körper wichtige Kohlenhydrate, Spurenelemente, Mineral- und Ballaststoffe.

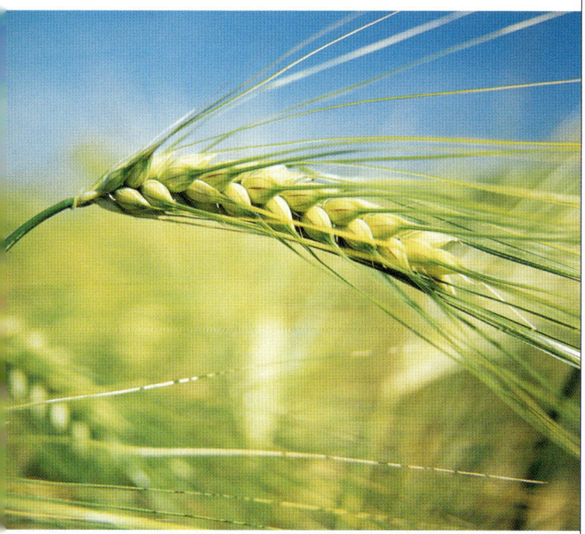

Zwischen den beiden Gruppen gibt es noch Abstufungen in der biologischen Wertigkeit. Grundsätzlich gilt: Je naturbelassener, desto wertvoller ist ein Nahrungsmittel für den Organismus. Beachten Sie: Auch Kochen entwertet ein Nahrungsmittel.

Grundsätze der vollwertigen Ernährung

Bei der Vollwertkost gilt: Ungefähr ein Drittel der Nahrung sollte frisch, also ungekocht, gegessen werden. Eine zentrale Rolle spielt auch die Aufnahme von Vollgetreide. Es liefert viele komplexe Kohlenhydrate, die sich im Körper anders verhalten als einfache Kohlenhydrate aus Zucker. Außer den Kohlenhydraten befinden sich im Getreide Mineralstoffe, Spurenelemente und vor allem Ballaststoffe. Letztere haben eine hohe Quellfähigkeit. Sie verlangen einen ausgiebigen Kauvorgang, wodurch mehr Verdauungssäfte produziert werden.

Grundzüge der Vollwerternährung

- Verzehren Sie möglichst naturbelassene Lebensmittel.
- Verzichten Sie so weit wie möglich auf Nahrungsmittel, die zwar Energie, aber keine essenziellen Nahrungsinhaltsstoffe ent-

halten. Dazu gehören z. B. Zucker, Alkohol und Weißmehlprodukte, so genannte Lebensmittel mit leeren Kalorien.

- Essen Sie regelmäßig viel frisches Obst und Gemüse sowie ballaststoffreiche Gerichte aus Vollkorngetreide.
- Decken Sie den Eiweißbedarf vorwiegend mit pflanzlichen Eiweißen und Milch. Der Verzehr von Fleisch und Fleischwaren kann stark eingeschränkt werden.
- Fette sollten aus pflanzlichen Ölen stammen und einen hohen Anteil an natürlichen Fettbegleitstoffen enthalten. Die Gesamtfettmenge sollte gering sein.

Vollkornspeisen im Verdauungstrakt

Vollkornspeisen verweilen länger im Magen, und man bekommt nicht so schnell wieder Hunger. Den Darm passieren sie allerdings schneller, da durch die Ballaststoffe die Darmaktivität, Peristaltik genannt, angeregt wird. So kommt es, dass Menschen, die Vollwertkost essen, nur selten an Verstopfung leiden. Durch die kurze Verweildauer im Darm hat die Kost auch eine günstige Auswirkung auf den Cholesterinspiegel.

Nachteile von Einfachzucker

Ganz anders verhält es sich mit Kohlenhydraten aus Raffinadezucker. Nach dem Verzehr von Zucker oder mit Zucker gesüßten Produkten kommt es zu einem raschen Anstieg des Blutzuckers, die Insulinausschüttung steigt, wodurch wieder die Lust auf Süßes gefördert wird. Gibt man dieser Spirale ständig nach, werden langfristig Fettstoffwechselstörungen begünstigt. Darüber hinaus kann der Verzehr von Zucker dazu führen, dass Frischkost schlechter vertragen wird. Auch Honig und Ahornsirup haben diese ungünstigen Eigenschaften und führen zu einem raschen Anstieg des Blutzuckerspiegels, wenn auch in eingeschränktem Maß. Sie sollten deshalb sparsam und in Verbindung mit anderen Nahrungsmitteln verwendet werden.

Tipp

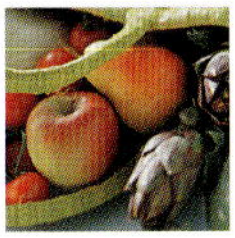

Ein großer Vorteil von Speisen aus Vollkorngetreide ist ihre lang anhaltende Sättigungswirkung. Der Blutzuckerspiegel ist keinen starken Schwankungen ausgesetzt, wie sie durch die Aufnahme von Raffinadezucker oder Weißmehl vorkommen.

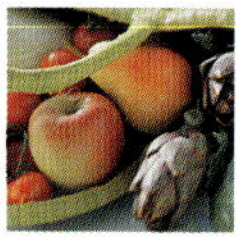

Info

Bei der Vollwertküche werden weniger versteckte Fette aufgenommen. Auch wenn man es ihnen nicht ansieht, lauern diese vorwiegend in fetten Wurst- und Käsespeisen und beeinflussen die Fettwerte des Körpers ungünstig, da sie zumeist aus gesättigten Fettsäuren bestehen.

Die Lust auf Süßes lässt sich am besten mit Obst stillen. Es enthält weniger Kohlenhydrate als Invertzucker, hat relativ wenige Kalorien und liefert Wasser. Die Ballaststoffe im Obst, wie beispielsweise das Pektin, haben einen besonders günstigen Einfluss auf den Cholesterinstoffwechsel. Beim Pressen von frischen Obstsäften gehen die Ballaststoffe leider verloren. Deshalb ist es am besten, unverarbeitetes Obst zu verzehren.

Das richtige Fett in der Nahrung

Etwa 35 Prozent der Gesamtenergieaufnahme sollten aus Fetten gedeckt werden. Das bedeutet, dass bei leichter körperlicher Tätigkeit 70 bis 90 Gramm Fett aufgenommen werden dürfen. In dieser Menge sind nicht nur die Zubereitungsfette, sondern auch die in Nahrungsmitteln versteckten Fette enthalten. Je höher der Anteil kaltgepresster, nicht raffinierter Pflanzenfette ist, desto günstiger. Hochwertige naturbelassene Pflanzenöle sind ideal. Sie enthalten auch wichtige Begleitstoffe wie Provitamin A, Vitamin A, essenzielle Fettsäuren, Phytosterine, Lezithin, Vitamin D und Vitamin E. Allerdings sollten diese Fette nicht erhitzt werden. Hochwertige Fette liefern auch ausreichend Linolsäure und Linolensäure, die der Körper zur Produktion körpereigener Wirkstoffe und Immunglobuline dringend benötigt.

Entzündungen durch aggressive Radikale

Freie Radikale sind aggressive, reaktionsfreudige Teilchen, die u.a. bei allen Entzündungsprozessen frei werden. Sie werden z.B. von aktivierten Entzündungszellen produziert, um Bakterien anzugreifen. So nützlich die freien Radikale für die Bekämpfung von Bakterien sind, so schädlich ist ein Zuviel dieser Substanzen. Im Verlauf chronischer Entzündungen kommt es zu einem vermehrten Anfall dieser aggressiven Teilchen. Freie Radikale sind von Natur aus sehr instabil, und sie sind ständig bemüht, anderen Molekülen ein Elektron zu entreißen. Die dadurch ausgelöste Kettenreaktion führt schließlich zu einer Gewebeschädigung. Der Körper ist freien Radikalen aber nicht schutzlos ausgeliefert. Mit Hilfe von körpereigenen Stoffen, so genannten Antioxidanzien, können die freien Radikale eingefangen werden.

Isolierter Zucker kann im Körper zwar schneller verwertet werden als die Kohlenhydrate aus Vollkornprodukten – dem raschen Energieanstieg folgt aber allzu schnell ein umso spürbareres Energietief.

Freie Radikale schädigen den Körper

☐ Freie Radikale greifen die Zellmembranen an und verändern bestimmte Cholesterinanteile, wenn die körpereigenen Schutzmechanismen überlastet werden. Die Folge ist eine Fehlregulation der Zelle. Durch diesen Vorgang kann an den Gefäßwänden die Bildung von arteriosklerotischen Plaques ausgelöst werden.

Vorteile der Vollwertkost

- Es werden weniger Kalorien aufgenommen; dadurch wird Übergewicht vorgebeugt.
- Die Eiweißaufnahme ist geringer.
- Die Aufnahme von Ballaststoffen, die für ein Sättigungsgefühl und eine gute Darmpassage sorgen, ist viel höher als bei normaler Mischkost.
- Die Versorgung mit den Vitaminen A, B1, B2, B6 und B12 ist wesentlich besser.
- Es werden mehr Antioxidanzien, wie Beta-Karotin, Vitamin E, Vitamin C und Selen, vom Körper aufgenommen.
- Es werden weniger gesättigte Fettsäuren und Cholesterin aufgenommen.

Eine Karotte pro Tag reicht schon aus, um den Bedarf eines Erwachsenen an Vitamin A zu decken. Vitamin C ist besonders reichlich in Paprika und Zitrusfrüchten enthalten; Vitamin E nimmt man am besten über kaltgepresste Öle zu sich.

□ Freie Radikale können Veränderungen (Mutationen) in der Erbsubstanz auslösen. Die Krebs verursachende Wirkung von Zigaretten wird zum Teil auf solche Mutationen zurückgeführt. Man nimmt an, dass es durch Oxidation pro Tag und Zelle beim Menschen zu ca. 10 000 DNA-Schäden kommt. Bei älteren Leuten kommen Schädigungen des Erbguts durch Angriffe von freien Radikalen noch häufiger vor.

□ Durch die Einwirkung von freien Radikalen werden vermehrt Entzündungsstoffe gebildet. Dies kann auch eine Fernwirkung haben. Entzündliche Vorgänge an anderen Körperstellen verstärken sich.

Antioxidanzien wie Spurenelemente, Vitamine und andere pflanzliche Bestandteile wie Flavonoide müssen dem Körper über die Nahrung zugeführt werden. Sie halten die freien Radikale im Zaum.

Vollwertkost gegen freie Radikale

Um den Körper zu schützen, hat die Natur zur Entfernung freier Radikale besondere Mechanismen geschaffen. Im Körper gibt es eine Reihe von Enzymen, die die Konzentration dieser aggressiven Teilchen auf einem niedrigen Niveau halten. Für ihre Funktion benötigen diese Enzyme Spurenelemente wie Zink,

Antioxidative Vitamine und ihr Vorkommen in Lebensmitteln

Vitamin A je 100 g Lebensmittel (Bedarf: 1,7–2,7 mg/Tag)		Vitamin C je 100 g Lebensmittel (Bedarf: 60–80 mg/Tag)		Vitamin E je 100 g Lebensmittel (Bedarf: 300 mg/Tag)	
Karotten	1,85 mg	Kiwis	36,7 mg	Sonnenblumenöl	75,0 mg
Spinat	0,73 mg	Orangen	35,4 mg	Sojaöl	68,2 mg
Brokkoli	0,33 mg	Zitronensaft	28,2 mg	Mandeln	29,2 mg
Kürbisse	0,26 mg	Himbeeren	27,7 mg	Walnüsse	20,8 mg
Zuckermelonen	0,03 mg	Grüne Erbsen	26,0 mg	Erdnüsse	19,4 mg

Kupfer, Mangan und Selen. Diese Spurenelemente werden daher auch als antioxidative Mikronährstoffe bezeichnet. Zu den Antioxidanzien zählen ebenfalls Vitamine und pflanzliche Bestandteile.

Wichtige Radikalefänger

Vitamin E Vitamin E kommt in acht unterschiedlichen Formen vor, die auch als Tokopherole bezeichnet werden. Das Vitamin befindet sich in den Membranen der Zellen, aktiviert bestimmte Enzyme und schützt die besonders empfindlichen Gewebefette vor dem Angriff freier Radikale. Bei der Reaktion mit freien Radikalen, die aus mehrfach ungesättigten Fettsäuren in der Zellmembran entstehen, wird Vitamin E selbst in ein freies Radikal umgewandelt.
Mit Hilfe von Vitamin C, Proteinen und Harnsäure wird Vitamin E wieder in seine ursprüngliche, unschädliche Form zurückverwandelt.

Vitamin C Vitamin C ist ein wasserlösliches Vitamin. Im Blutplasma macht es zusammen mit bestimmten Proteinen und Harnsäure die freien Radikale unschädlich. Vitamin C schützt die Basalmembran der Zellen.

Karotinoide Beta-Karotin ist auch als Provitamin A bekannt. Es fängt einzelne Sauerstoffmoleküle; darüber hinaus wandelt es Strahlungsenergie in Wärme um und verhindert so das Auftreten von Lichtschäden. Neben Beta-Karotinen kommen auch Alpha- und Gamma-Karotine sowie Lykopin und Kryptoxanthin vor, die ebenfalls freie Radikale fangen, aber noch kaum untersucht sind.

Pflanzliche Bestandteile Flavonoide (Pflanzenpigmente), organische Schwefelverbindungen (z. B. in Knoblauch und Zwiebeln), Sulfphurophan (in Brokkoli und anderen Kohlarten) sind in der Lage, freie Radikale einzufangen oder Radikale fangende Enzyme zu aktivieren. Der positive Effekt einer Ernährung mit

Tipp

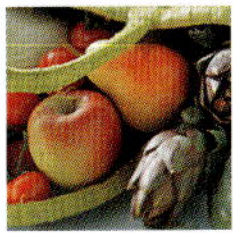

Beachten Sie, dass salzige Lebensmittelkonserven oft noch zusätzlich eine nicht unbeträchtliche Menge an Zucker enthalten.
Nüsse und Getreide werden leicht von Pilzen befallen, die oft sehr gesundheitsschädliche Stoffe bilden können. Achten Sie deshalb auf eine trockene Lagerung Ihrer Nahrungsmittel.

Geschrotetes Vollkorngetreide in Frischkornbreien wird von manchen Menschen schlecht vertragen. Zwingen Sie sich in dieser Hinsicht zu nichts. Die Vollwertküche besteht nicht nur aus »Körnerkost«. Sie hat auch noch anderes zu bieten.

einem hohen Gemüseanteil wird teilweise auch auf diese noch verhältnismäßig wenig untersuchten Substanzen zurückgeführt. Wer sich bewusst vollwertig ernährt, ist in aller Regel sehr gut mit Antioxidanzien versorgt.

Positive Bilanz

Bei der Vollwertkost werden im Vergleich zur herkömmlichen Zivilisationskost wesentlich größere Mengen an Antioxidanzien aufgenommen. Dies resultiert besonders aus dem größeren Anteil von frischem Obst und Gemüse in der Vollwertkost. Auch durch die Aufnahme von ungeschälten Getreidekörnern – wie sie im Frischkornbrei oder in Vollkornbroten enthalten sind – führen Sie sich mehr antioxidative Mikronährstoffe zu. Der Körper kann also mit Vollwerternährung sein Waffenarsenal gegen die freien Radikale bestens aufrüsten.

Wer an Gicht erkrankt ist, sollte schonend zubereitetes Gemüse und Obst in allen Variationen mit zum Hauptbestandteil seines Speisezettels machen.

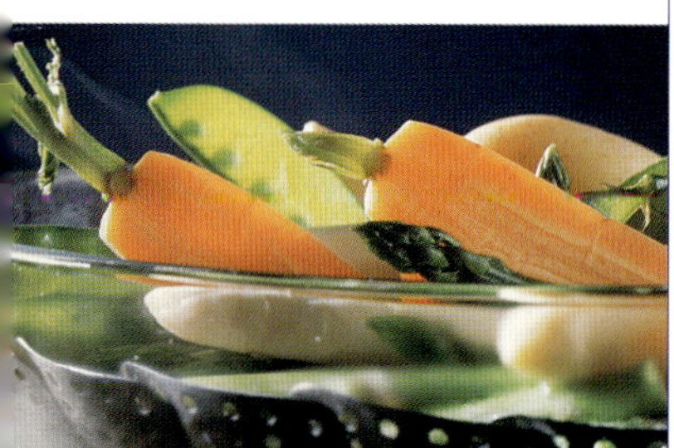

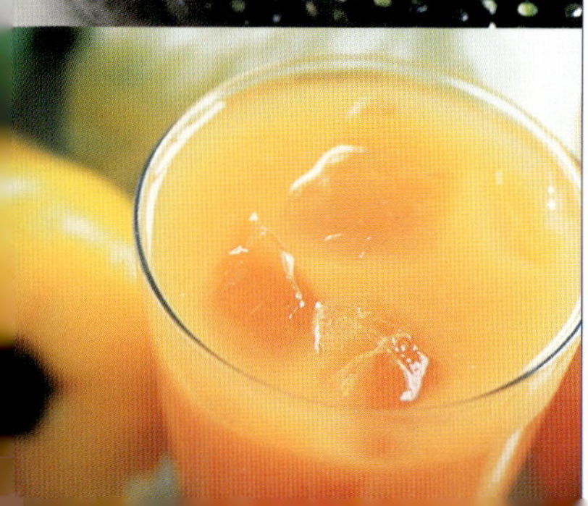

Schonende Zubereitung

Nicht nur das Was, sondern auch das Wie spielt bei der Vollwerternährung eine Rolle. Denn primär hochwertige Nahrungsmittel können durch die Zubereitung in ihrem Wert gemindert werden. Grundsätzlich gilt: Das zubereitete Essen sollte möglichst naturbelassen, frisch und einfach sein. Mit Salz wird in der Vollwertküche nur sparsam umgegangen.
Dazu gibt es einige Tricks: Verwenden Sie Gewürzsalz statt herkömmliches Salz. Diese Salzzubereitungen, die es z.B. im Reformhaus zu kaufen gibt, enthalten nur 50 Prozent Salz. Beim Kochen oder bei der Zubereitung von Salaten kann man Salz häufig durch Küchenkräuter (am besten frische) ersetzen. Wie so vieles, ist auch Salzen eine Gewohnheitssache. Wer wenig salzt, braucht mit der Zeit auch weniger Salz. Ungefähr die Hälfte des täglichen Bedarfs an Salz wird über das Salz im Brot und in Backwaren aufgenommen.

Hoher Salzgehalt in Lebensmitteln (pro 100 Gramm)

Fischkonserven	500 bis 5000 mg
Fleischwaren (gesalzen)	bis 2500 mg
Käse (gesalzen)	450 bis 1200 mg
Brot und Backwaren	300 bis 400 mg
Gemüsekonserven	200 bis 350 mg

Speisen richtig zubereitet

- Verwenden Sie Salz nur sparsam. Würzen Sie stattdessen mit Kräutern, Knoblauch, Zitronensaft und Apfelessig.
- Verwenden Sie kaltgepresste Öle nicht zum Backen und Braten: Die sonst sehr empfehlenswerten Öle bilden durch Erhitzen Krebs erregende Benzpyrene. Empfohlen werden Kokosfett oder andere Bratfette wie Butterschmalz.
- Bevorzugen Sie Garmethoden, bei denen Sie weitgehend auf Fett verzichten können (Grillpfanne, Römertopf, Wok).
- Verarbeiten Sie Lebensmittel so frisch wie möglich.
- Lassen Sie rohes Obst und Gemüse nach dem Zerkleinern nicht stehen.
- Salate sollten nach der Zubereitung möglichst rasch auf den Tisch kommen.
- Lassen Sie geschälte Kartoffeln und Gemüse nicht im Wasser liegen, sie laugen sonst aus.
- Garen Sie Gemüse schonend, mit möglichst wenig Wasser oder in Dampf. Achten Sie auf möglichst kurze Garzeiten.
- Schütten Sie Gemüsekochwasser nicht weg, sondern verwenden Sie es z. B. als Grundlage für Suppen weiter. Es enthält wertvolle Spurenelemente.
- Lagern Sie Kartoffeln dunkel.
- Entfernen Sie grüne Teile und Keime von Kartoffeln.

Tipp

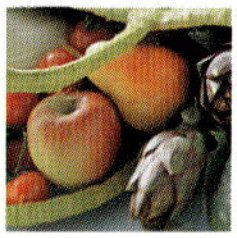

Die Vollwertkost ist eine überlegene Ernährungsform, die sich besonders auch für Gichtkranke eignet. Eine Ernährungsumstellung fällt am leichtesten, wenn die ganze Familie mitmacht.

- Kartoffeln sind als Pellkartoffeln oder in der Schale gebacken am bekömmlichsten.
- Vermeiden Sie »Resteessen«. Das Aufwärmen von Speisen reduziert wertvolle Inhaltsstoffe noch weiter.
- Achten Sie bei der Verwendung von Getreidekörnern darauf, dass Sie diese nicht zu lange im Wasser einweichen lassen. Denn dabei können Krebs erregende Pilzgifte entstehen. Am gefährlichsten sind die so genannten Aflatoxine, die u.a. in Nüssen und in Getreide enthalten sein können.
- Werfen Sie verschimmelte Lebensmittel rigoros weg.

Langfristig hilft Ihnen die Vollwertkost nicht nur dabei, die Gicht im Zaum zu halten, sondern verhindert auch andere ernährungsbedingte Erkrankungen.

Mäßig, aber regelmäßig

Gerade für Menschen, die zum Übergewicht neigen, hat es sich als günstig erwiesen, das Essen auf mehrere kleine Mahlzeiten zu verteilen. Das entlastet den Stoffwechsel und bewirkt, dass der Blutzuckerspiegel und die Insulinkonzentration auf einem gleichmäßigen Niveau bleiben. Durch viele kleine Häppchen wird der Stoffwechselablauf gefördert. Damit arbeiten Sie Stoffwechseleinstellungen entgegen, die das Ansetzen von Fett und Übergewicht begünstigen. Außerdem wird durch dieses Verhalten verhindert, dass ein Heißhunger entsteht.

Aller Anfang ist schwer

Heißhunger birgt die Gefahr von unkontrollierten nächtlichen Essanfällen, die unweigerlich zu einer unerwünschten Gewichtszunahme führen.

Sicher ist zu Beginn eine Umstellung von einer »normalen«, fleischbetonten Kost nicht ganz einfach. Viele vertragen auch nicht auf Anhieb Salate aus frischem, nicht gekochtem Gemüse. In diesem Fall sollten Sie zunächst nur Salate aus gedünstetem Gemüse verwenden. Konzentrieren Sie sich nicht zu sehr auf die Dinge, die Sie nicht mehr essen sollen, sondern freuen Sie sich auf die vielen köstlichen Rezepte, die es in der Vollwertküche gibt. Vielleicht haben Sie im ersten Moment das Gefühl, »nichts Vernünftiges« mehr essen zu dürfen. Das stimmt aber nicht, denn die Vollwertkost ist sehr abwechslungsreich.

Wissenschaftlich überprüft

In einer Studie des Bundesgesundheitsamts aus dem Jahr 1984 wurde die Bedeutung einer vollwertigen Ernährungsweise auch wissenschaftlich belegt. Bei dieser Untersuchung verglich man Menschen, die sich normal ernähren, mit Vegetariern, die Eiweiß nicht aus Fleisch, sondern nur aus Milch- und Sojaprodukten aufnehmen (laktovegetabile Ernährung).
Die Vegetarier waren häufiger normalgewichtig, hatten niedrigere Gesamtcholesterinwerte sowie ein günstigeres Fettsäuremuster und litten seltener unter Verstopfung. Auch der Harnsäuregehalt im Blut war deutlich niedriger als bei Normalernährten. Diese Studie war Anlass dafür, dass die Deutsche Gesellschaft für Ernährung (DGE) bereits 1984 die Empfehlung herausgab, den Verzehr von Fleisch und Fleischwaren deutlich einzuschränken.

Gemeinsam fällt es leichter

Animieren Sie Ihre gesamte Familie zur Ernährungsumstellung. Nicht nur den Gichtkranken, sondern allgemein verhilft eine laktovegetabile Ernährungsform zu mehr Gesundheit und schützt vor typischen Zivilisationskrankheiten. Das Grundmuster dieser Ernährung kann für Gichtkranke ohne großen Aufwand noch weiter angepasst werden.

Vollwertkost für Gichtkranke

Der größte Teil der bisherigen Ratschläge gilt auch für Gichtkranke, denn eine weitgehend laktovegetabile Ernährung ist automatisch purinarm. Deshalb ist es besonders einfach, diese Ernährungsform für die ganze Familie durchzuführen. Die purinarme Ernährung wurde auch an gesunden Personen erprobt: In einer Untersuchung sank durch eine solche Ernährung der Harnsäurespiegel. Andererseits steigt der Harnsäure-

Tipp

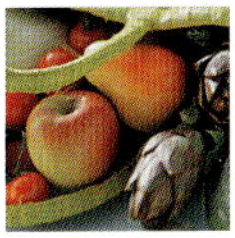

Schon eine Einschränkung des Fleischverzehrs ist ein Schritt in die richtige Richtung. Auf Innereien sollten Sie allerdings völlig verzichten. Neben einem sehr hohen Purinanteil enthalten sie auch mehr Umweltschadstoffe als normales Fleisch.

Wenn Sie nicht auf Fleisch verzichten wollen, versuchen Sie es doch einmal mit Sojafleisch: Zwar enthalten 25 Gramm (eine Portion) Sojafleisch immer noch ca. 80 Milligramm Purine, dies ist aber wesentlich weniger als bei einer Portionsgröße Fleisch (150 Gramm), die 200 Milligramm Purine enthält.

Typische Nahrungsmittel der Vollwertkost

- Obst und Gemüse
- Ungezuckerte Fruchtsäfte
- Gemüsesäfte
- Milchsaure Gemüsesäfte
- Nüsse, Sprossen, Samen (Sesamsamen)
- Getreide und daraus gewonnene Grützen und Mehle
- Teigwaren aus Vollkornmehl
- Backwaren aus Vollkornschrot oder Mehl
- Naturreis, Hirse
- Milch, Sauermilch, Molke
- Quark, Frischkäse
- Eier
- Sojamilch und Sojaprodukte
- Kaltgepresste Pflanzenöle

wert, wenn man in die Ernährung gesunder Personen entsprechende Mengen von Purinen einführt. Das ist ein Beweis dafür, dass der Harnsäurespiegel und damit auch die Wahrscheinlichkeit eines Gichtanfalls durch die Ernährung maßgeblich beeinflusst werden können.
Dieser Zusammenhang ist seit vielen Jahrhunderten bekannt: In Notzeiten gab es praktisch keine Gicht.

Nur als langfristige Strategie erfolgreich

Allerdings muss die Vollwerternährung langfristig durchgeführt werden, um Wirkung zu zeigen. Bei konsequent vollwertiger Ernährung können Sie Folgendes erreichen:

- ☐ Die Purinzufuhr deutlich reduzieren
- ☐ Die Harnsäureausscheidung über die Nieren regulieren
- ☐ Den Serumharnsäurespiegel auf Dauer senken

Besonderheiten für Gichtkranke

Wenn Sie zu der Gruppe der Gichtgefährdeten gehören oder bereits an Gicht erkrankt sind, sollten Sie neben den Prinzipien der Vollwertkost folgende Punkte besonders beachten:

- Nehmen Sie keine Lebensmittel mit hohem Puringehalt (siehe Tabelle Seite 47) zu sich, und verzichten Sie möglichst ganz auf Fleisch und Fisch.
- Nehmen Sie viel basische vegetarische Frischkost zu sich.
- Trinken Sie viel Flüssigkeit, aber möglichst keinen Alkohol.
- Nehmen Sie möglichst wenig weißen Haushaltszucker und Fruktose (Fruchtzucker) zu sich.

Auf den Puringehalt achten

Im Allgemeinen führt eine Vollwertkost, wie sie bereits vorgestellt wurde, automatisch zu einer niedrigen Aufnahme von Purinen. Sie liegt normalerweise unter 300 Milligramm, da bei dieser Ernährungsform keine Nahrungsmittel mit hohen Puringehalten – wie Innereien, Fleisch, Geflügel und Fisch – aufgenommen werden. Zusätzlich sollten Sie alle purinhaltigen Nahrungsmittel mit Harnsäureäquivalenten von über 150 Milligramm pro 100 Gramm vom Speiseplan streichen.

Hilfsmittel Harnsäureäquivalent

Das Harnsäureäquivalent gibt an, wie viel Milligramm Harnsäure aus jeweils 100 Gramm des Lebensmittels beim Purinabbau im Körper entstehen. Neben Fisch und Fleisch sind dies auch Hülsenfrüchte wie z.B. Linsen. Ideal wäre es, ganz auf Fleisch zu verzichten. Wenn Sie dieses Nahrungsmittel nicht ganz entbehren wollen, sollten Sie den täglichen Fleischverzehr auf ca. 100 Gramm beschränken. Innereien sollten auf keinen Fall gegessen werden, da diese besonders viel Purin enthalten.

Vollwertig schlemmen – das muss kein Widerspruch sein. Eine mit Liebe zubereitete Mahlzeit aus Frischkost und Vollkornprodukten schmeckt gleich doppelt gut.

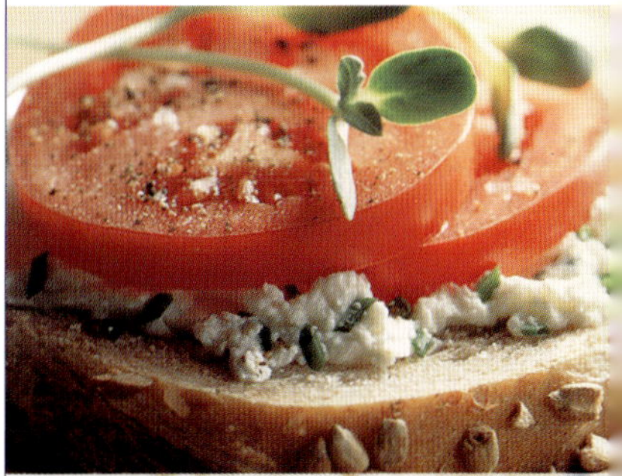

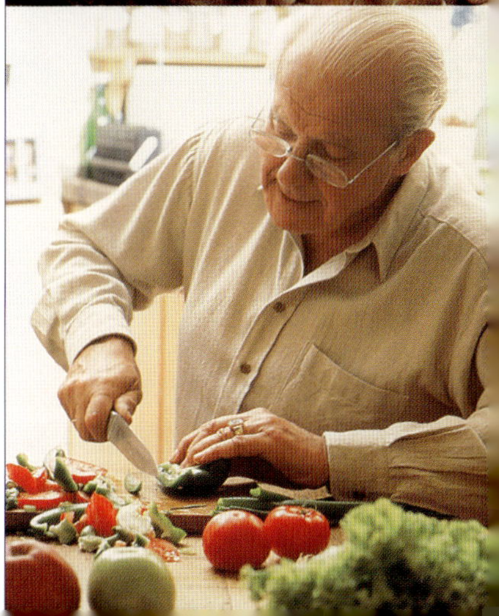

Auch für die Nieren gesund

Durch die Einschränkung der Eiweißzufuhr können Sie auch Ihre Nieren entlasten. Je weniger Eiweiß Sie aufnehmen, umso hochwertiger sollten natürlich die zugeführten Proteine sein. Geeignet sind Milch, Quark oder Käse – sie enthalten praktisch kein Purin. Eine Mahlzeit aus Kartoffeln und Milchprodukten liefert ganz ohne Fleisch genügend und hochwertiges Eiweiß. Der Einsatz von Magerquark in dieser Kombination sorgt dafür, dass Sie sich über einen längeren Zeitraum satt fühlen, ohne jedoch unnötig viele Kalorien aufzunehmen.

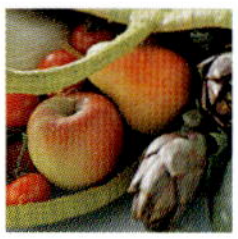

Info

Nicht nur Fleisch ist übrigens ein guter Eiweißlieferant; pflanzliche Lebensmittel, wie Sojabohnen und alle daraus gewonnenen Produkte, sind enorm reiche Proteinspender mit den acht lebensnotwendigen Aminosäuren.

Basische Frischkost

Obst, Gemüse, Kartoffeln und Molke gehören zu den basenreichen Nahrungsmitteln. Selbst die so sauren Zitrusfrüchte gehören zu den Basen bildenden Lebensmitteln, da sie im Organismus eine alkalische Reaktion bewirken. Für den Gichtkranken sind sie also sehr zu empfehlen. Sie bewirken, dass der pH-Wert von Körpersäften und Gewebe alkalisch wird. Die Harnsäure ist im alkalischen Milieu besser löslich als im sauren. Basenreiche Kost erleichtert die Ausscheidung von Harnsäure und beugt der Bildung von Harnsäurekristallen vor. Durch den täglichen Konsum von basenreicher Nahrung unterstützen Sie den Körper dabei, überschüssige Harnsäure auszuscheiden.

Zuckerfrei

Auch die Aufnahme von isoliertem Zucker erschwert die Harnsäureausscheidung. Gewöhnen Sie sich daran, Getränke wie Säfte oder Kräutertees auch ohne Zuckerzusatz zu trinken. Reduzieren den Zuckerkonsum Schritt für Schritt – wie Sie sich auch an weniger Salz gewöhnt haben. Falls nötig, verwenden Sie stattdessen Süßstoffe wie Saccharin und Zyklamat oder auch getrockneten Zuckerrohrsaft aus dem Reformhaus. Letzterer enthält viele Mineralstoffe und Spurenelemente.

Harnsäureäquivalente in Lebensmitteln

(Ungefähre Angaben in mg/100 g Lebensmittel)

Fleisch	
Fleischextrakt	3500
Bries	1030
Herz	400
Leber	340
Nieren	240
Schweinefilet	150
Rinderfilet	130
Schinken, gekocht	120
Schinken, roh	70
Gans	240
Huhn, Brust	170
Ente	150
Fisch	
Ölsardinen	560
Miesmuscheln	370
Hering	280
Räucherlachs	240
Krabben	170
Forelle	170
Karpfen	150

Hülsenfrüchte	
Sojabohnen	356
Sojatrockenfleisch	345
Linsen	190
Bohnen, weiß	150
Erbsen, grün	130
Pilze	
Steinpilze	50
Champignons	20
Brot/Teigwaren/Mehl	
Vollkornbrot	40
Mischbrot	35
Nudeln	40
Mehl	20
Nüsse	
Sonnenblumenkerne	160
Erdnüsse	100
Haselnüsse	25–30
Walnüsse	25–30
Mandeln	25–30

Gemüse	
Spinat	70
Spargel	30
Alle Kohlarten, Karotten, Sauerkraut, Salate, Schwarzwurzeln, Tomaten, Zwiebeln, Rote Beten, Sellerie, Rettiche, Radieschen, Gurken, Kartoffeln	5–30
Obst	0–20
Sonstiges	
Reis	50
Eier, Käse	16
Bier	15
Öle und Fette	0
Quark, Milch	0
Zucker, Honig	0
Kaffee, Tee	0
Kakao	0

Viel trinken

Trinken Sie jeden Tag mindestens zwei Liter Flüssigkeit. Damit erleichtern Sie die Ausscheidungstätigkeit der Nieren und bewirken, dass die Harnsäure nicht so leicht Kristalle bilden kann. Außerdem tun Sie damit auch Ihrer Haut etwas Gutes. Da Kaffee, Tee und Kakao keine Harnsäure bildenden Purine enthalten, sind diese Getränke in Maßen erlaubt. In beliebigen Mengen können Sie trinken:

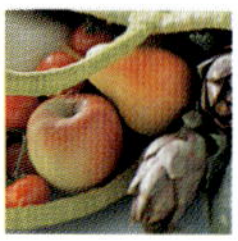

Info

Bier und andere alkoholische Getränke enthalten zwar relativ wenig Purine, hemmen jedoch zusätzlich die Harnsäureausscheidung in den Nieren. Generell gilt: Erst die Menge macht die Gicht.

- Ungezuckerten Früchte- oder Kräutertee
- Gemüsesaft
- Ungezuckerten Fruchtsaft, mit alkalisierendem Mineralwasser verdünnt
- Ungezuckerte Trinkmolke, Molke-Kwass (gibt es im Reformhaus oder Naturkostladen)
- Alkalisierendes Mineralwasser, z. B. Fachinger oder Wildunger Helenenquelle.

Sauer durch Alkohol

Nach dem Genuss von Alkohol kommt es zu einer Übersäuerung des Körpers, in deren Verlauf sich Milchsäure ansammelt. Diese Säureansammlung bewirkt, dass die Nieren keine Harnsäure mehr ausscheiden können. Wenn die Konzentration der Milchsäure 30 Milligramm pro 100 Milliliter Blut erreicht, kann fast keine Harnsäure mehr ausgeschieden werden. Das erklärt, warum akute Gichtanfälle oft im Anschluss an »Trinkgelage« mit einem übermäßigen Konsum an Alkohol auftreten. Bereits zwei bis vier Stunden nach dem Genuss größerer Alkoholmengen kann der Serumharnsäurespiegel deutlich erhöht sein. Wenn Sie nicht auf Alkohol verzichten wollen, ist allenfalls ein Glas Wein oder Bier erlaubt. Wenn Sie Bier trinken, sollten Sie kein Pils oder Kölsch wählen. Harte Drinks, Liköre, Dessertweine und Portwein sind zu meiden.

Immer richtig – die Grundsätze der Vollwertkost

Mit den Empfehlungen für die Ernährung mit Vollwertkost befinden Sie sich auf jeden Fall auf dem richtigen Weg hin zur optimalen Versorgung des Körpers mit Nährstoffen. Denn es gibt keine Ernährungsform, die für Ihre Krankheit bzw. für deren Vorbeugung besser geeignet wäre. Sie werden mit Sicherheit keine Probleme haben, sich bald an diese neue, schmackhafte und gesunde Kost zu gewöhnen.

Werteeinteilung der Lebensmittel in der Vollwertkost

Wertstufe 1	**Obst/Gemüse** Frischobst, Frischgemüse, frische Kräuter, frisch gepresste Frucht- oder Gemüsesäfte, milchsaure Gemüse, Speisen aus frischem, nicht erhitztem Obst, Gemüse **Nüsse/Samen** Samen, Nüsse, Nussmus, Speisen aus gekeimtem Samen	**Getreide** Speisen aus gequollenen oder gekeimten, geschroteten oder nicht erhitzten Körnern **Milch/Milchprodukte** Vorzugsmilch, Sauermilch, Quark und Käse aus Rohmilch **Soja/Hülsenfrüchte** Gekeimte Sojabohnen, gekeimte Hülsenfrüchte	**Öle/Fette** Kaltgepresste naturbelassene Öle, frische Butter **Süßprodukte/Süßmittel** Bienenhonig, rohes süßes Obst **Getränke** Natürliche Mineralwässer, natürliches Quellwasser, Kräuter- und Früchtetees
Wertstufe 2	**Obst/Gemüse** Tiefgekühlte Früchte (ohne Zucker), pasteurisierte, nicht gezuckerte Fruchtsäfte, tiefgekühlte Speisen, Speisen aus gedünsteten Gemüsen und Pellkartoffeln oder in der Schale gebackenen Kartoffeln **Fleisch/Fisch** Speisen aus frischem Fleisch und Fisch	**Getreide** Speisen aus Vollgetreideflocken, Vollkornreis, Hirse oder Buchweizen, Vollkornbrot, Vollkornnudeln **Eier** Gekochtes Ei **Soja/Hülsenfrüchte** Sojaflocken, Sojabohnen	**Milch/Milchprodukte** Pasteurisierte Trinkmilch, Quark und Käse aus pasteurisierter Milch **Süßprodukte/Süßmittel** Erhitzter Bienenhonig, Birnendicksaft, Ahornsirup, Trockenobst **Getränke** Malz- bzw. Getreidekaffee
Wertstufe 3	**Obst/Gemüse** Pasteurisierte Fruchtsäfte mit Zuckerzusatz, Fruchtkonserven, Konfitüren mit normalem Zuckergehalt, Speisen aus Kartoffelfertigprodukten oder geschälten und gekochten Kartoffeln **Soja/Hülsenfrüchte** Sojatrockenfleisch	**Fleisch/Fisch** Fleischkonserven, Fischkonserven **Getreide** Cornflakes, Speisen aus Grieß, Backwaren aus Auszugsmehl, Speisen aus Parboiled Reis **Milch/Milchprodukte** H-Milch, mehrfach erhitzte Milch, Milch aus sprühgetrocknetem Milchpulver, Schmelzkäse	**Süßprodukte/Süßmittel** Rohzucker und daraus hergestellte Produkte, Fruchtsaftgetränke **Öle/Fette** Pflanzenfette und Margarine mit geringem Anteil nicht raffinierter Pflanzenöle, Butterschmalz
Wertstufe 4	**Obst/Gemüse** Speisen aus Kartoffelstärke **Getreide** Speisen aus geschältem und poliertem Reis, Maisstärke	**Milch/Milchprodukte** Kondensmilch **Öle/Fette** Extrahierte und vollraffinierte Pflanzenöle	**Süßprodukte/Süßmittel** Raffinadezucker, Süßstoffe **Getränke** Limonaden, Colagetränke

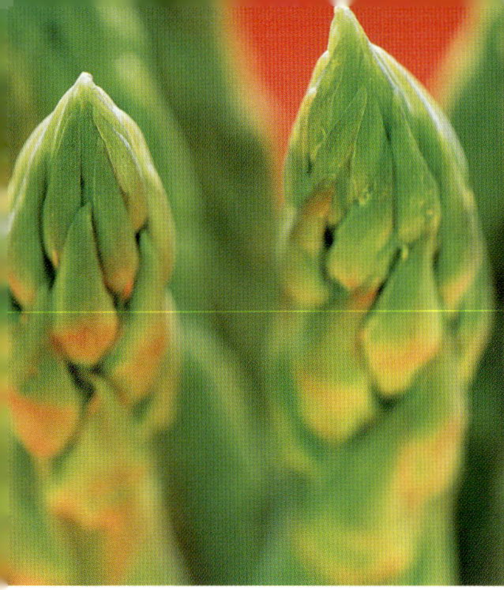

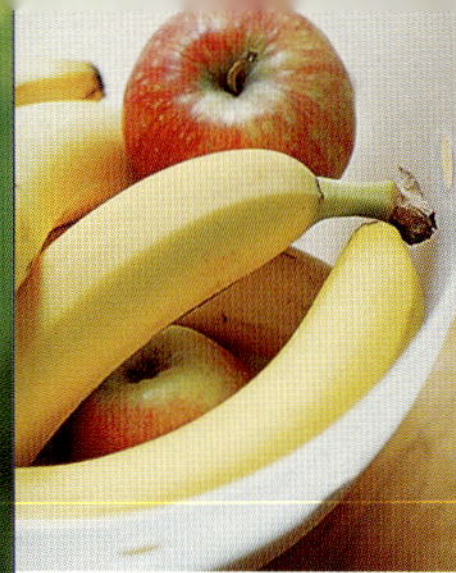

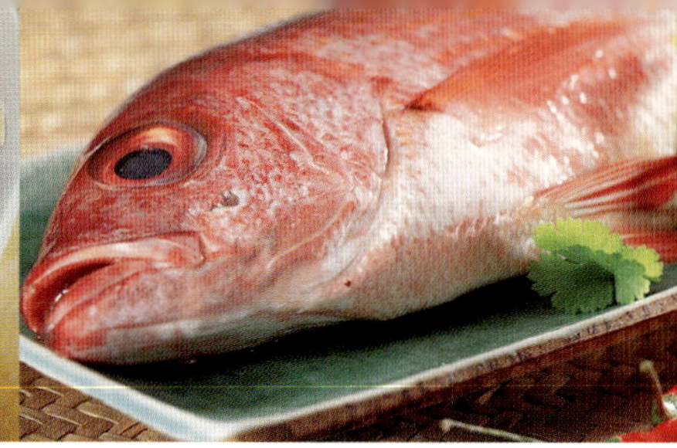

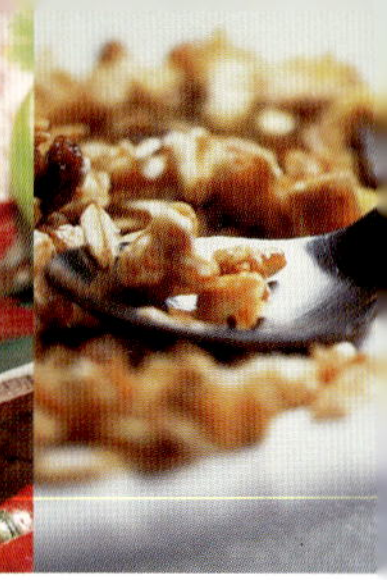

Sich richtig und ausgewogen zu ernähren, ist keine Zauberei. Achten Sie auf einen möglichst geringen Puringehalt der Lebensmittel, dann ist gelegentlich auch einmal Fleisch oder Fisch erlaubt.

Purinarme Nahrung – Rezepte

Auf den folgenden Seiten finden Sie Rezepte, die sich an den Prinzipien der Vollwertkost orientieren. Soweit nicht anders angegeben, sind die Zutaten für die Zubereitung jeweils für vier Personen bemessen.

Dem Gemüse kommt in diesem Kapitel die größte Bedeutung zu, nicht zuletzt deshalb, weil es sehr purinarm ist und sich dadurch auch für Gichtkranke sehr gut eignet. Immerhin sorgen die lebenswichtigen und die Gesundheit erhaltenden Mineralien, Vitamine und Ballaststoffe im Gemüse dafür, dass alle unsere Organe von der schmackhaften pflanzlichen Kost profitieren. Auch mit Obst können Sie sich grundsätzlich auf purinarme Weise sehr viel Gutes tun. Speziell Kirschen z. B. senken den Harnsäurespiegel und beugen der Gicht vor (eine Woche lang 250 Gramm pro Tag).

Genuss ohne Reue

Fisch ist zwar generell recht purinreich. In Kombination mit purinarmem Gemüse können Sie ihn jedoch unbedenklich genießen. Pro Person sollte der Fischanteil im Gericht ca. 80 Gramm nicht übersteigen.

Sie werden erstaunt sein, welche Vielfalt die Vollwertküche zu bieten hat, auch wenn hier nur eine Auswahl an Rezepten präsentiert werden kann. Es wurden dabei auch einige Fleisch- und Fischgerichte aufgenommen; bei diesen handelt es sich um diejenigen Fleisch- und Fischsorten, deren Puringehalt im Vergleich zu anderem Fleisch oder Fisch gering ist. Achten Sie aber auch hier auf die empfohlenen Mengenangaben pro Tag (siehe Seite 47). In der jeweils vorgeschlagenen Zusammenstellung kann auch der Gichtkranke wohlschmeckende Köstlichkeiten ohne Reue genießen.

Frühstück und Zwischenmahlzeiten

Weizenkeimmüsli

Für 2 Portionen
4 EL Weizenkeimlinge
2 EL Leinsamenschrot
1 Apfel
1 Banane
2 Joghurts (1,5 % Fett)
2 EL Mandelblättchen

Weizenkeimlinge beherbergen viele wertvolle Vitamine – sie haben einen hohen Gehalt an Vitamin B1, B2 und B12, an Beta-Karotin und vor allem an Vitamin E. Voraussetzung ist jedoch, Sie keimen den Weizen richtig. Lassen Sie den Weizen im Wasser aufquellen, und tropfen Sie ihn ab. Anschließend geben Sie ihn 24 bis 36 Stunden in ein Schälchen und decken es ab. Die Keimlinge sollten höchstens 1/2 Zentimeter lang werden. Danach können Sie die Keimlinge noch 1 bis höchstens 2 Tage gekühlt aufheben, sie dürfen jedoch nicht weiterwachsen, da sie sonst an Geschmack und Nährstoffen verlieren. Vollkornweizen enthält übrigens nur halb so viele Purine wie beispielsweise Haferflocken.

1 Weizenkeimlinge und den Leinsamenschrot vermischen und auf 2 Schälchen verteilen.

2 Den Apfel waschen und auf einer Glasreibe raffeln, die Banane in Scheiben schneiden. Beides gleichmäßig auf zwei Müslischüsseln aufteilen.

3 Je 1 Becher Joghurt mit dem Obst und Getreide verrühren.

4 Abschließend die Mandelblättchen über das fertige Müsli streuen.

Brotaufstrich mit Paprika und Karotten

Für 2 Portionen
1 kleine grüne Paprikaschote
1/2 Schalotte
75 g Karotten
250 g Speisequark (20 %)
1 EL fein gehackte Kapern
1 EL gehackte Petersilie
1 EL Kresse
Salz, Pfeffer, edelsüßer Paprika

1 Paprikaschote waschen, entkernen und in kleine Würfel schneiden.

2 Die Schalotte klein schneiden.

3 Die Karotten schälen und grob raspeln.

4 Quark cremig aufschlagen und das klein geschnittene Gemüse und die vorbereiteten Kräuter untermischen; anschließend gut verrühren.

5 Zuletzt mit Salz, Pfeffer und Paprika abschmecken.

Kalte Gerichte

Kalter Spargel in Kräutervinaigrette

Für 2 Portionen
Salz
1 TL Butter
1 Prise Zucker
25 Stangen Spargel
80 ml Sonnenblumenöl
3 EL Balsamicoessig
2 TL mittelscharfer Senf
Pfeffer
je 3 EL gehackte Zitronenmelisse, Schnittlauchröllchen, gehackte Petersilie,
1 EL gehacktes Basilikum
1 EL Kresse

1 Wasser aufsetzen, Salz, Butter und die Prise Zucker hinzufügen. Den Spargel schälen (grünen Spargel nur im unteren Drittel) und bissfest garen.

2 Öl, Essig und Senf für die Vinaigrette kräftig aufschlagen. 80 Milliliter des Spargelkochwassers hinzufügen, salzen und pfeffern.

3 Den Spargel in eine flache Auflaufform legen und mit den gemischten Kräutern bestreuen.

4 Das Ganze mit der lauwarmen Kräutervinaigrette übergießen, mit Folie abdecken, über Nacht in den Kühlschrank stellen und gut durchziehen lassen.

Feldsalat mit Walnüssen in Rote-Bete-Vinaigrette

Für 2 Portionen
500 g Feldsalat
100 g Walnusskerne
2 kleine Rote Beten
2 EL Balsamicoessig
6 EL Weizenkeimöl
1 TL Dijonsenf
1 Prise Zucker
2 EL Wasser

1 Feldsalat waschen, putzen und abtropfen lassen.

2 Walnusskerne in einer beschichteten Pfanne fettfrei anrösten und nach dem Abkühlen grob hacken.

3 Rote Beten schälen und fein raspeln.

4 Essig, Öl, Senf, Zucker und Wasser zu einer flüssigen Vinaigrette verschlagen.

5 Feldsalat in einer Schüssel mit Rote Beten und Vinaigrette sorgfältig durchmischen.

6 Die Walnusskerne über den Salat streuen.

Kartoffel-Gurken-Salat mit frischer Kräutersauce

1 Die Kartoffeln als Pellkartoffeln etwa 20 bis 25 Minuten gar kochen (Gabelprobe), abschrecken und abkühlen lassen.

2 In der Zwischenzeit die Gurke schälen, halbieren (das Innere mit den Kernen am besten mit einem Löffel herauskratzen) und in dünne Scheiben schneiden.

3 Für die Sauce den durchgepressten Knoblauch mit Senf und Zitronensaft gut mischen. Danach Schmand sowie Joghurt hinzufügen und die ganze Masse glatt rühren. Mit Salz und frisch gemahlenem Pfeffer abschmecken, zum Schluss die Kräuter unterheben.

4 Die Kartoffeln pellen und in Scheiben schneiden. Vorsichtig die Gurkenscheiben unterheben und das Ganze ebenso vorsichtig mit der Sauce mischen.

5 Vor dem Servieren noch 1 bis 2 Stunden durchziehen lassen. Nach Belieben mit Radieschenscheiben und gehackten Kräutern dekorieren.

Für 2 Portionen
750 g Kartoffeln
1 Salatgurke
1 kleine Knoblauchzehe
1 TL Dijonsenf
1 EL Zitronensaft
2 EL Schmand
1 Becher Joghurt
Salz, Pfeffer
2 EL gehackte Petersilie
1 EL fein gehackter Dill
1 EL Kresse
Radieschen

Warme Gerichte

Kartoffel-Kohlrabi-Gratin

1 Kartoffeln kochen. Die ausgekühlten Kartoffeln pellen und in sehr dünne Scheiben schneiden.

2 Kohlrabi schälen, vierteln und in gleich dünne Scheiben schneiden.

3 Eine Auflaufform dünn mit Butter auspinseln und die Kartoffel- und Kohlrabischeiben abwechselnd einschichten. Dabei jede Lage leicht salzen, pfeffern und nach Geschmack mit etwas Muskat würzen.

4 Den Käse mit einer Küchenreibe raspeln und die letzte Schicht des Gemüses damit gleichmäßig bestreuen.

5 Milch und Sahne vermischen und zum Abschluss über das ganze Gemüse gießen. Die Scheiben sollten etwa zur Hälfte bedeckt sein. Je nach Größe der Auflaufform gegebenenfalls noch etwas mit Milch auffüllen.

6 Auf die mittlere Schiene des vorgeheizten Backofens schieben und für ca. 45 Minuten bei 225 °C garen. Das Gratin ist fertig, wenn es oben schön knusprig ist und sich die Kartoffeln leicht mit einer Gabel einstechen lassen.

Für 2 Portionen
1 kg mehlig kochende Kartoffeln
750 g Kohlrabi
1 EL Butter
Salz, Pfeffer, Muskatnuss
100 g Emmentaler
250 ml Milch
150 ml Sahne

Kalbsschnitzel in Sherrysauce

Für 4 Portionen
20 g Butter
4 sehr dünn geschnittene Kalbsschnitzel (je 100 g)
Salz, Pfeffer
1 TL Mehl
40 ml Gemüsebrühe
3 EL Sherry (medium)
10 ml Sahne

1 Butter in der Pfanne erhitzen. Die Schnitzel hinein legen und von jeder Seite ca. 1 Minute bräunen, dann aus der Pfanne nehmen, mit Salz und frisch gemahlenem Pfeffer würzen und bei geringer Hitze im Backofen warm stellen.

2 Mehl in den Bratensatz streuen, durchschwitzen und mit Brühe sowie Sherry ablöschen.

3 Sauce unter ständigem Rühren leicht einkochen lassen, Sahne hinzufügen und die Schnitzel damit übergießen. (Achten Sie darauf, dass der Sherry richtig aufschäumt, damit der Alkohol verkocht.)

Grünkernbratlinge

Für 4 Portionen
2 Schalotten
1 Knoblauchzehe
4 EL Öl
200 g Grünkernschrot
250 ml Gemüsebrühe
1 Ei
6 EL Parmesan
1 TL Majoran
Salz, Pfeffer
1 EL Mehl

Zu Grünkernbratlingen passen verschiedene Dips und Saucen und ein frischer, knackiger Salat.

1 2 Esslöffel Öl in der Pfanne langsam erhitzen. Schalotten und Knoblauchzehe ganz fein hacken, in die Pfanne geben und andünsten.

2 Grünkernschrot einrühren, kurz anbraten und das Ganze mit der Gemüsebrühe ablöschen.

3 Die Pfanne vom Herd nehmen und die Masse bei geschlossenem Deckel etwa 15 bis 20 Minuten aufquellen lassen.

4 Den Deckel abnehmen und den aufgequollenen Grünkernschrot abkühlen lassen.

5 Dann das Ei über den Grünkernschrot schlagen und gründlich unterrühren. Zum Schluss den geriebenen Käse einstreuen und die Masse mit Majoran, Salz und Pfeffer abschmecken.

6 Damit die Masse nicht klebt, die Hände etwas anfeuchten und aus dem Teig etwa mandarinengroße Bratlinge formen, glatt streichen und in Mehl wenden.

7 2 Esslöffel Öl in einer Pfanne erhitzen und die Bratlinge langsam von jeder Seite ca. 4 Minuten schmoren.

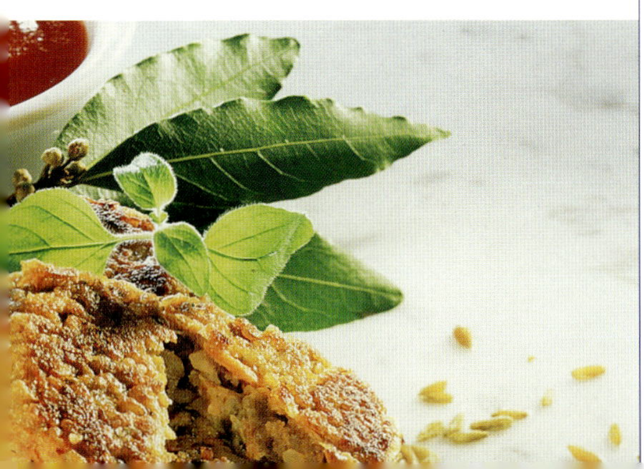

Seelachsragout

Für 4 Portionen
200 g Karotten
300 g Lauch
250 g Brokkoli
1 TL Butter
300 g Seelachsfilet
Salz, Pfeffer
2 TL Zitronensaft
150 g Champignons
6 EL Milch
2 EL gehackte Petersilie
3 EL saure Sahne
3 EL Crème fraîche

1 Gemüse putzen. Karotten und Lauch in Scheiben schneiden. Brokkoli in kleine Röschen teilen und die zarten Stielteile ebenfalls in Scheiben schneiden.

2 Die Champignons gründlich putzen, waschen und in dünne Scheiben schneiden.

3 Butter in einer beschichteten Pfanne zerlassen. Lauch, Karotten und Brokkoli 5 Minuten andünsten und weitere 5 Minuten zugedeckt garen lassen.

4 Das Seelachsfilet waschen und mit Küchenpapier trockentupfen. Von beiden Seiten salzen, pfeffern und anschließend mit Zitronensaft einreiben.

5 Champignons in die Pfanne geben, noch 1 Minute dünsten und dann Milch zugießen.

6 Saure Sahne und Crème fraîche vorsichtig in die Gemüsemischung einrühren, danach den Fisch dazulegen und mit einem Deckel verschließen.

7 Nach ca. 5 Minuten Garzeit (der Fisch darf innen nicht mehr glasig sein) mit den Kräutern bestreuen und das Fischfilet dabei vorsichtig in größere Stücke teilen.

Provenzalischer Gemüseeintopf

Für 4 Personen
250 g grüne Paprika
300 g rote Paprika
200 g gelbe Paprika
200 g Zucchini
200 g Auberginen
1 große Gemüsezwiebel
1–2 Knoblauchzehen
2 EL Pflanzenöl
250 ml Gemüsebrühe
500 g Tomatenpüree
Salz, Pfeffer, 1 Prise Zucker
provenzalische Kräuter
3 EL gehacktes Basilikum

1 Paprika, Zucchini und Auberginen waschen und in mittelgroße Würfel schneiden.

2 Öl in einem Topf erhitzen. Zwiebel und Knoblauch klein schneiden und in den Topf geben.

3 Gemüsewürfel hinzugeben und ca. 4 Minuten garen lassen.

4 Mit Gemüsebrühe ablöschen und das Tomatenpüree einrühren. Salz, Pfeffer, Zucker hinzufügen und die Mischung ca. 10 Minuten leicht kochen, bis das Gemüse bissfest gegart ist.

5 Ist die Mischung noch sehr flüssig, die letzten 5 Minuten mit offenem Deckel leicht kochen lassen; mit den frischen Kräutern abschmecken.

Asiatische Geflügelpfanne

Für 4 Personen
200 g Putengeschnetzeltes
Pfeffer
1 TL Limonensaft
100 g grüne Bohnen
2 mittelgroße Karotten
150 g Wirsing
100 g Blumenkohl
100 g Sojabohnensprossen
3 Lauchzwiebeln
3 EL Öl
1 TL geriebener Ingwer
150 ml Gemüsebrühe
Sojasauce

Zu diesem Gericht passt Reis als Beilage besonders gut. Verwenden Sie dabei möglichst ungeschälten Reis – er gehört zu den purinarmen Getreidearten.

1 Putengeschnetzeltes vorsichtig waschen, mit Küchenkrepp trocknen, mit frisch gemahlenem Pfeffer würzen und mit Limonensaft beträufeln.

2 Bohnen putzen, in kochendem Wasser kurz abbrühen und dann abgießen.

3 Karotten schälen, Wirsing putzen und beides in feine Streifen schneiden.

4 Blumenkohl sowie Sojabohnensprossen waschen und in einem Sieb gut abtropfen lassen.

5 Die Lauchzwiebeln putzen und in möglichst dünne Scheiben schneiden.

6 Öl in einer großen Pfanne erhitzen und Lauchzwiebeln leicht andünsten.

7 Putenfleisch hinzugeben, kurz anbraten und den geriebenen Ingwer unterrühren.

8 Karotten, Blumenkohl, Bohnen und Wirsing hinzufügen, anbraten und unter ständigem Rühren garen. Zuletzt mit den Sojasprossen mischen.

9 Mit Gemüsebrühe ablöschen und mit Sojasauce sowie Pfeffer abschmecken.

Spaghetti mit Mandelpesto

Für 4 Personen
50 g geschälte Mandeln
2 Knoblauchzehen
2 Bund frisches Basilikum
10 EL geriebener frischer Parmesan
100 ml kaltgepresstes Olivenöl
Pfeffer
500 g Spaghetti

Statt der Mandeln können Sie auch die in der italienischen Küche so beliebten Pinienkerne probieren.

1 Die Mandeln ohne Fett in einer Pfanne rösten und nach dem Abkühlen hacken.

2 Knoblauch pellen und durchpressen.

3 Basilikum putzen und waschen, die Blätter trocknen und ebenfalls hacken.

4 Die gehackten Mandeln, den Knoblauch und das gehackte Basilikum in einem Mörser oder gegebenenfalls mit dem Pürierstab zu einer cremigen Paste verarbeiten.

5 Den Käse gleichmäßig untermischen und abschließend nach und nach das Olivenöl einrühren. Mit frisch gemahlenem Pfeffer würzen.

6 Spaghetti in einem Topf »al dente« kochen.

7 Den Pesto kalt auf die frisch gekochten, heißen Spaghetti geben und untermischen.

Kartoffeleintopf mit frischen Austernpilzen

Für 4 Personen
500 g Kartoffeln
2 kleine Schalotten
2 Petersilienwurzeln
2 Karotten
1 Stange Lauch
175 g Austernpilze
20 g Butter
600 ml Gemüsebrühe
Salz, Pfeffer, Majoran

1 Kartoffeln schälen, waschen und in 1 bis 2 Zentimeter große Würfel schneiden.

2 Schalotten abziehen und Petersilienwurzeln schälen, alles fein hacken. Karotten sowie Lauch putzen und in möglichst feine Scheiben schneiden.

3 Die Austernpilze gründlich waschen und in mittelgroße Würfel schneiden.

4 Die Hälfte der Butter in einen Topf geben und das Gemüse darin andünsten, Kartoffeln und Gemüsebrühe dazugeben. Bei mittlerer Hitze ca. 15 bis 20 Minuten kochen. Danach halbieren und die eine Hälfte pürieren.

5 Nun die Pilze in der restlichen Butter anschmoren und mit frisch gemahlenem Pfeffer würzen.

6 Beide Suppenteile mit den Pilzen vermischen und mit Salz, frisch gemahlenem Pfeffer und Majoran abschmecken. Die Suppe noch etwa 5 Minuten bei ganz milder Hitze durchziehen lassen.

Versuchen Sie, eine andere Einstellung zu Ihren Mahlzeiten zu gewinnen, und genießen Sie ganz bewusst, was Sie früher vielleicht gar nicht probiert hätten.

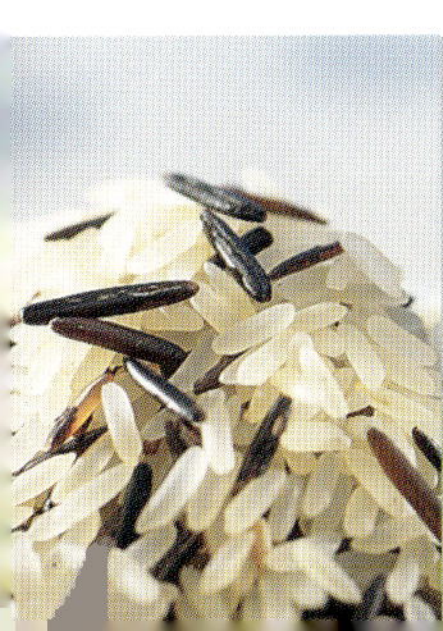

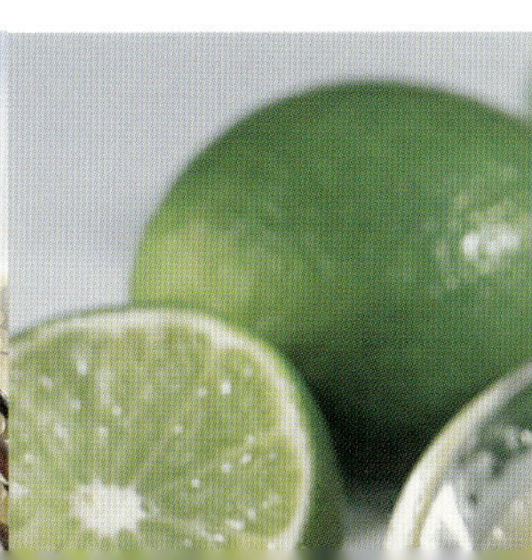

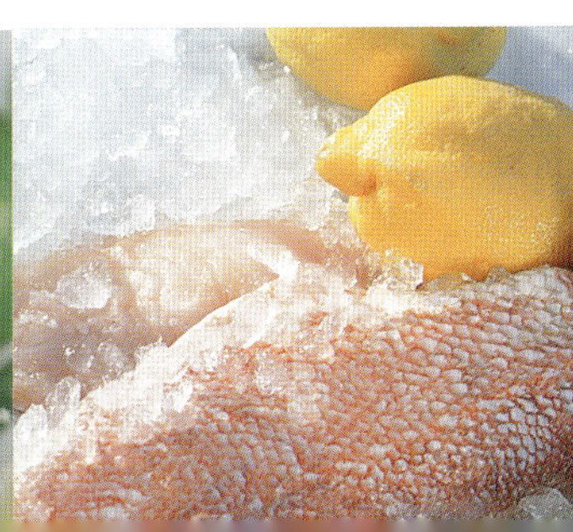

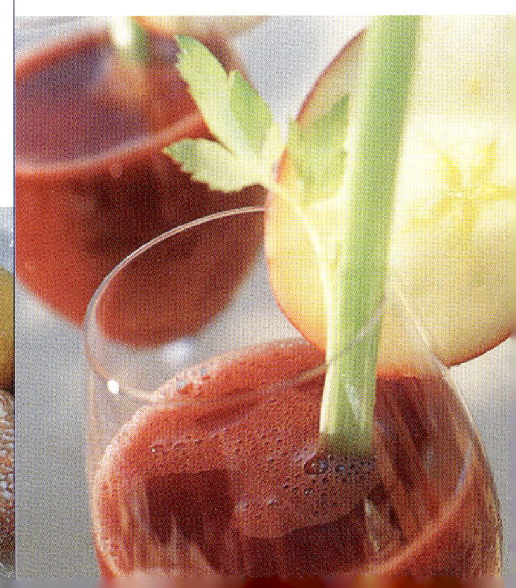

Süßspeisen

Birnenkuchen

Für 4 Personen
1 Packung tiefgefrorener Blätterteig
800 g aromatische Birnen
25 g Butter
90 g Zucker
1/2 TL Bourbonvanille (alternativ 1 Päckchen Vanillezucker)

1 Blätterteig auftauen lassen.

2 Birnen waschen, schälen, halbieren und die Kerngehäuse entfernen. Danach jede Hälfte in jeweils 5 etwa gleich große Scheiben schneiden.

3 Eine Springform oder flache, runde Auflaufform mit der Butter dick ausstreichen und anschließend mit der Hälfte des Zuckers bestreuen.

4 Die Birnenscheiben spiralförmig nebeneinander in die Kuchenform einpassen.

5 Den restlichen Zucker mit der Vanille bzw. dem Vanillezucker mischen und auf dem Obst verstreuen.

6 Die Birnen mit einem Blätterteigboden bedecken, und den Teig an den Rändern etwas andrücken; die Ränder der einzelnen Teigplatten sollen dabei überlappen.

7 Den Backofen vorheizen und Kuchen bei 180 °C ca. 45 Minuten backen.

Gestürzte Himbeercreme

Für 4 Personen
3 TL gemahlene Gelatine
175 g Himbeeren
65 g Zucker
125 g Joghurt
2 EL Sahne

1 Gelatine in 2 Esslöffel Wasser 5 bis 10 Minuten quellen lassen.

2 Himbeeren pürieren und durch ein feines Sieb streichen, um die Kerne zu entfernen.

3 4 Esslöffel von dem Himbeerpüree mit der Gelatine vorsichtig erwärmen, bis sich die Gelatine ganz gelöst hat, und anschließend mit dem Zucker sorgfältig unter die restliche Himbeermasse ziehen.

4 Joghurt mit der Sahne verquirlen und nach und nach zu der Fruchtcreme rühren.

5 Eine Puddingform kurz mit kaltem Wasser ausspülen und die Creme einfüllen. (Statt einer solchen Form eignen sich auch beispielsweise vier kleine Dessertschälchen.) Die Schüssel danach 3- bis 4-mal auf die Arbeitsfläche klopfen, damit es keine eingeschlossenen Luftblasen gibt.

6 Anschließend mindestens 3 Stunden kalt stellen.

7 Wenn die Creme geliert ist, die Form vor dem Stürzen in sehr warmes Wasser eintauchen, damit sich die Masse besser ablöst.

Gefüllte Apfelhälften

Für 4 Personen
2 große säuerliche Äpfel
1 TL Zitronensaft
20 g geschälte Mandeln
3 EL Zucker
10 g Butter
geriebene Schale von
1 ungespritzten Zitrone

1 Die Äpfel waschen, schälen, halbieren und danach die Kerngehäuse entfernen.

2 Mit der glatten Seite nach oben in eine Auflaufform legen, mit Zitronensaft bestreichen und ca. 20 Minuten im Backofen bei 200 °C garen.

3 In der Zwischenzeit Mandeln hacken und mit Zucker, Butter sowie Zitronenschale vermischen. Die Mandelmasse in die Äpfel füllen.

4 Unter dem vorgeheizten Grill überbacken, bis der Zucker geschmolzen ist und die Füllung eine goldbraune Farbe angenommen hat.

Erdbeer-Kiwi-Gratin

Für 4 Personen
2 EL saure Sahne
2 EL Schmand
100 g Kiwis
150 g frische Erbeeren
60 g Zucker
20 g Pinienkerne

1 Sahne und Schmand mit einem Schneebesen zu einer cremigen Masse aufschlagen.

2 Kiwis schälen, vierteln und in Scheiben schneiden.

3 Die Erdbeeren waschen, putzen und ebenfalls in Scheiben schneiden.

4 Früchte gleichmäßig auf 4 feuerfeste Förmchen verteilen und schön bunt mischen (Sie können genauso gut eine mittelgroße Auflaufform verwenden).

5 Jeweils 1 Esslöffel von der Sahnemasse auf dem Obst verteilen und mit 1/4 des Zuckers bestreuen.

6 2 Minuten unter dem vorgeheizten Grill überbacken, bis der Zucker geschmolzen ist.

7 Mit Pinienkernen bestreuen und servieren.

Das Gewicht in den Griff bekommen

Gicht ist häufig mit weiteren gesundheitlichen Problemen wie z. B. Übergewicht verbunden. Doch so genannte Schnelldiäten sind in aller Regel nicht geeignet, um das Gewicht nachhaltig zu reduzieren. Wichtig ist hierfür eine dauerhafte Umstellung der Lebensgewohnheiten und der Ernährung. Das mag anfänglich eine Menge Überwindung kosten oder unbequem sein, aber wenn Sie einmal den für Sie richtigen Weg gefunden haben, sind Sie – beständig – ein riesiges Stück weiter gekommen.

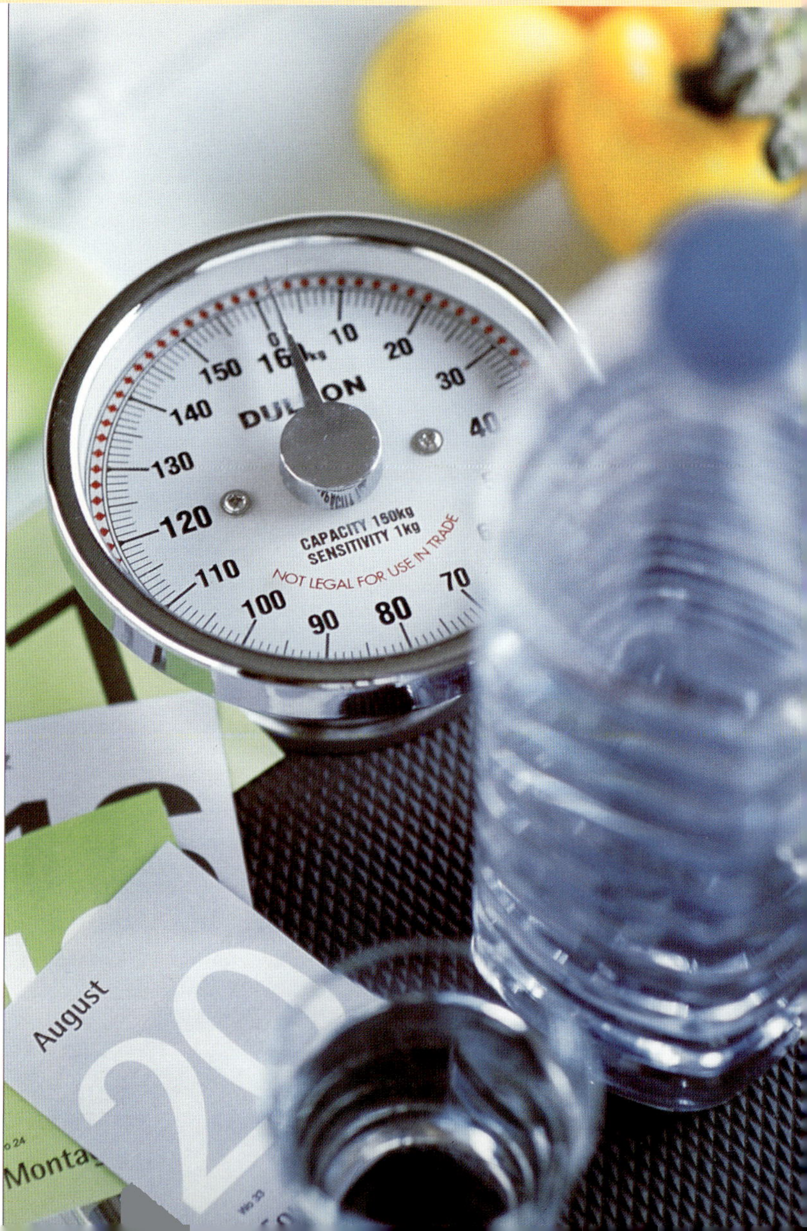

Richtiges Essverhalten und genügend Bewegung

Warum das Abnehmen so schwierig ist

Alle Versuche der Pharmaindustrie, ein Medikament zu entwickeln, mit dessen Hilfe man ohne Diät schlank wird, schlugen bisher fehl. Selbst Appetitzügler, die aufgrund ihrer Nebenwirkungen nur vom Arzt verschrieben werden dürfen, können den Hunger nur kurzfristig bremsen. Die meisten Kalorien werden jedoch nicht aus Hunger, sondern aus Appetit aufgenommen. Auch eine kurzfristige Diät, die oft mit einer extrem einseitigen Nahrungsaufnahme verbunden ist, führt in der Regel nicht zum gewünschten Erfolg.

Das körpereigene Normalgewicht

In Untersuchungen an Normal- und Übergewichtigen zeigte sich, dass sowohl Normal- als auch Übergewichtige auf eine Zu- bzw. Abnahme des Körpergewichts gleich reagieren: Steigt das Gewicht durch die Zufuhr kalorienreicher Nahrungsmittel um zehn Prozent, wird die zusätzlich aufgenommene Energiemenge durch körperliche Aktivität verbraucht. Bei kalorienärmeren Menüs schraubt der Körper seinen Bedarf entsprechend herunter. Das ursprüngliche Körpergewicht verändert sich dadurch in beiden Fällen kaum. Der Organismus stellt sich auf erhöhte und verminderte Kalorienzufuhr ein und bemüht sich, dasselbe Gewicht aufrechtzuerhalten. Dieses Gewicht wird englisch als Setpoint-Gewicht bezeichnet.
Einige Wissenschaftler glauben, dass der Körper monate- und sogar jahrelang einem beabsichtigten Gewichtsverlust trotzen kann; andere nehmen hingegen an, dass er sich relativ schnell sowohl an niedrigere, leider aber auch an höhere Schwellen-

Tipp

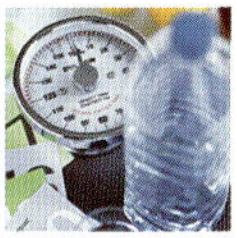

Viele Diäten grenzen an Selbstkasteiung und bringen in der Regel mehr Frust als Freude über verlorene Pfunde. Nur die dauerhafte Umstellung der Kost und der Lebensgewohnheiten bringen Ihnen Erfolg beim Abnehmen.

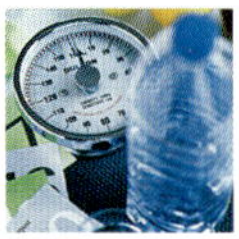

Info

Umgehen Sie den Teufelskreis des ständigen Ab- und Zunehmens, indem Sie einseitige Diäten meiden, die fast immer mehr versprechen, als sie letztendlich halten können.

werte gewöhnt. Unbekannt ist bisher allerdings, wodurch dieses für jeden Menschen individuelle Gewicht festgelegt wird. Hier könnten – so vermutet man – erbliche Faktoren eine gewisse Rolle spielen.

Der berühmte Jo-Jo-Effekt

Diäten werden meist während eines kurzen Zeitraums durchgeführt, in der Regel während etwa 14 Tagen. In dieser Zeit wird häufig entweder extrem fettarm oder extrem einseitig (Ananasdiät, Eierdiät etc.) gegessen. Zwar gelingt es meist, einige Kilogramm abzuspecken, doch gleich nach Diätende nimmt man schnell wieder zu. Oft führen Gelüste, die sich in der Diätzeit angestaut haben, sogar noch zu einer höheren Nahrungsaufnahme als vor der Kur.
Das unerwünschte Ergebnis zeigt sich schließlich dergestalt, dass einige Zeit nach der Kur nicht nur das verlorene Gewicht zurückgekehrt ist, sondern es haben sich sogar ein, zwei Kilogramm mehr auf Hüften und Rippen festgesetzt. So wechseln Diätzeiten mit Phasen der Gewichtszunahme ab – der Jo-Jo-Effekt hat eingesetzt.

Erfolg kommt nur auf lange Sicht

Eine langfristige Gewichtsabnahme wird nur über eine konsequente dauerhafte Umstellung der Ernährung und der Lebensgewohnheiten erreicht.
Je langsamer die Pfunde abgenommen werden, desto größer ist die Chance, dass sie dauerhaft verschwinden. Allen Versprechungen zum Trotz kann man pro Woche nicht mehr als rund zwei Kilogramm abnehmen. Ein darüber hinaus gehender Gewichtsverlust resultiert lediglich aus Flüssigkeitsverlusten, die schnell wieder ausgeglichen werden. Sinnvoll ist es, eine wöchentliche Gewichtsabnahme von ungefähr 500 bis maximal 1000 Gramm anzustreben.

Dick durch genetische Veranlagung

Ohne Zweifel gibt es auch in puncto Körpergewicht eine genetische Komponente. Aus Tierversuchen weiß man, dass es bessere und schlechtere Futterverwerter gibt; in der Schweinezucht werden z. B. bessere Futterverwerter bevorzugt. In Laborversuchen war man bestrebt, die Rolle der Genetik bei der Entstehung von Übergewicht herauszufinden. Bei Übergewichtigen wurden Energieaufnahme und -abgabe genau gemessen. Zur Überraschung der Forscher stellte sich heraus, dass höchstens 10 bis 15 Prozent der stark Übergewichtigen eine genetische Veranlagung hatten. Derzeit wird ein Gentest entwickelt, mit dessen Hilfe es in ein bis zwei Jahren möglich sein wird, bei jedem Menschen zu bestimmen, ob eine genetische Veranlagung für das Übergewicht verantwortlich ist. Bei Ratten konnte man allerdings einen Gendefekt finden, der bewirkt, dass der Sättigungsmechanismus nicht funktioniert. Bis heute ist noch nicht geklärt, ob es auch beim Menschen solche Gene gibt, die den Sättigungsmechanismus beeinflussen.

Der Bodymass-Index (BMI)

Zur Bestimmung des richtigen Körpergewichts Erwachsener hat sich der Bodymass-Index (BMI) durchgesetzt. Wenn man ihn zugrunde legt, ist jeder dritte deutsche Erwachsene zu dick. Der BMI wird errechnet, indem man das Körpergewicht in Kilogramm durch das Quadrat der Körpergröße in Metern teilt. Danach errechnet sich der BMI einer 1,65 Meter großen Frau, die 62 Kilogramm wiegt, so: $62 : (1{,}65^2) = 23$.

Überwachung durch den Arzt

In Deutschland, Großbritannien und den USA leiden die meisten Menschen an leichtem Übergewicht bis zu einem BMI von maximal 30. Falls Sie zu diesen gehören – und ansonsten gesund sind –, dürfen Sie ohne ärztliche Überwachung auf eigene Faust

Info 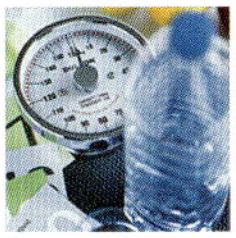

Ab einem Bodymass-Index von 30 spricht man von Fettsucht (Adipositas). Wenn Sie diesen Wert überschreiten, sollten Sie auf jeden Fall einen Arzt zurate ziehen.

abspecken. Versuchen Sie durch Änderung Ihrer Ernährungsweise, am besten in Kombination mit mehr Bewegung, Ihr Körpergewicht zu normalisieren. Wenden Sie sich in jedem Fall an Ihren Arzt, wenn Sie einen BMI von über 30 aufweisen, denn er muss Stoffwechselparameter überprüfen und wird Sie beraten, welche Form der Gewichtsabnahme für Sie am geeignetsten ist. Nehmen Sie eventuell auch die Hilfe einer Ernährungsberaterin in Anspruch, die Ihnen auch praktische Tipps zur Zubereitung von Speisen geben kann. Falls Sie nach dieser BMI-Tabelle normalgewichtig sind, sollten Sie versuchen, durch gesunde Ernährung Ihr Gewicht auf diesem Stand zu halten.

Die meisten Dicken können ihre Gene nicht für ihr Übergewicht verantwortlich machen. Für ihren Speck ist eine im Verhältnis zum Verbrauch zu hohe Energieaufnahme verantwortlich.

Altersunabhängige Gewichtseinteilung

nach Bodymass-Index

	Männer	**Frauen**
Untergewicht	< 20	< 19
Normalgewicht	20–25	19–24
Übergewicht	25–30	24–30
Adipositas (= Fettsucht)	30–40	30–40
Massive Adipositas	> 40	> 40

Mit zunehmendem Alter dürfen ein paar Pfund mehr auf die Waage gebracht werden:

Altersgruppe	**Wünschenswerter BMI**
19–24 Jahre	19–24
25–34 Jahre	20–25
35–44 Jahre	21–26
45–54 Jahre	22–27
55–64 Jahre	23–28
> 64 Jahre	24–29

Gesund abnehmen

Wenn Sie abnehmen wollen, leistet die bereits beschriebene Vollwertkost (siehe Seite 33f.) wertvolle Hilfe, da automatisch kalorienärmere Lebensmittel bevorzugt ausgewählt werden. Auf fette Bestandteile der Vollwertküche, wie Nussmus und Avocados, sollten Sie allerdings verzichten oder sie nur in sehr geringen Mengen aufnehmen. Hüten Sie sich vor allem vor Lebensmitteln, die versteckte Fette enthalten, wie Wurst, Käse, Brotaufstriche und Backwaren.

Die Negativliste

- Meiden Sie Raffinadezucker. Zum Süßen von Getränken und Speisen können Sie kalorienfreie Süßstoffe verwenden.
- Essen Sie weder Käse noch Wurst mit hohem Fettgehalt.
- Milch, Joghurt, Quark, Butter und alle sonstigen Milchprodukte mit hohem Fettgehalt sollten tabu sein.
- Blätterteig enthält sehr viel Fett und sollte daher nicht verwendet werden.
- Verzichten Sie auf Mayonnaise.
- Nicht auf Ihren Tisch gehören Lebensmittel, die besonders wenig Sättigungssignale aussenden. Dazu gehören die Nährstoffkombinationen Fett/Zucker (z. B. in Kuchen und Backwaren, Schokolade oder Eiscreme) und Zucker/Alkohol (Liköre, Süßwein). Am besten verzichten Sie ganz auf Alkohol.

Die Positivliste

- Bevorzugen Sie Lebensmittel mit natürlicherweise niedrigem Fettgehalt, wie z. B. Obst und Gemüse.
- Verwenden Sie Lebensmittel, die viele Ballaststoffe enthalten, wie z. B. Vollkornreis und -nudeln, Hirse, Hafer- und Vollkornbrot. Ballaststoffreiche Nahrungsmittel liefern wenig Kalorien und enthalten zusätzlich Quellstoffe, wodurch viel Wasser

Tipp

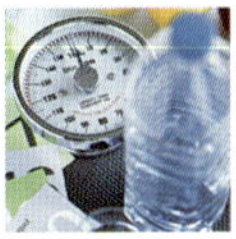

Vielen Menschen fällt es leichter, in Gemeinschaft mit anderen abzunehmen. Suchen Sie sich Mitstreiter, mit denen Sie Ihre Erfolge und Ihren Frust teilen können. Die Adressen entsprechender Organisationen bekommen Sie bei Ihrer Krankenkasse.

Überflüssige Pfunde in den Industrienationen

(Angaben in Prozent der Bevölkerung)

BMI	Geschlecht	Alte Bundesländer	Neue Bundesländer	GB	USA
< 20	m	3,8	2,9	6,0	5,5
	w	12,2	16,1	12,0	14,9
20–25	m	43,6	49,0	49,0	43,2
	w	48,0	46,7	52,0	46,2
25–30	m	42,0	37,9	37,0	39,6
	w	28,1	28,0	24,0	23,7
> 30	m	10,6	10,2	8,0	11,7
	w	11,6	9,2	12,0	15,2

Die richtige Ernährung und ausreichend Bewegung sind die wirksamsten Maßnahmen, um überschüssige Pfunde loszuwerden.

gebunden wird. Bei ausreichender Flüssigkeitszufuhr erhöht sich das Volumen des Speisebreis, das Sättigungsgefühl hält länger an. Mit einer voluminösen Kost wird auf diese Weise schon bei nur kleinen Mengen an ausnutzbarer Energie eine anhaltende Sättigung erzielt. Außerdem wirken Ballaststoffe positiv auf die Darmperistaltik, d. h., der Speisebrei passiert den Darm schneller, der Stuhlgang wird erleichtert.

Aus den Augen, aus dem Sinn: Das gilt auch für das Essen. Kaufen Sie Lebensmittel, die Sie meiden wollen, erst gar nicht ein.

- Naschen Sie Obst oder Gemüse statt belegter Brote als Snack zwischendurch.
- Trinken Sie kalorienarme Getränke wie Mineralwasser, Kräuter- oder Früchtetees und verdünnte Obst- und Gemüsesäfte. Zwei Liter pro Tag sind das Minimum, da beim Abnehmen viele Stoffe vom Körper über die Nieren ausgeschieden werden müssen. Genügend Flüssigkeit erleichtert diesen Spüleffekt. Als angenehmen Nebeneffekt erzielen Sie durch reichliches Trinken ein Sättigungsgefühl.

- Essen Sie vor den Hauptmahlzeiten einen Salat, um mit kalorienarmer Nahrung eine Vorsättigung zu erreichen. Sie brauchen dann weniger von den Hauptmahlzeiten.
- Die Entdeckung der Langsamkeit hilft Ihnen, weniger zu essen: Egal wie viele Kalorien Sie zu sich nehmen, erste Sättigungsimpulse werden frühestens 15 Minuten nach Beginn der Mahlzeit ausgesendet.
- Erlernen Sie fettarme Garmethoden mit Alufolie, speziell beschichteten Pfannen und Töpfen, Bratschläuchen, Mikrowelle, Wok etc.
- Brote können auch mit Bananen-, Gurken-, Radieschen-, Rettich-, Tomaten- oder Zwiebelscheiben belegt und mit Kräutersalz gewürzt werden. Es muss nicht immer Wurst oder Käse sein!
- Finden Sie heraus, welche sportliche Betätigung Ihnen Spaß macht. Allerdings wird es Ihnen kaum gelingen, allein mit körperlicher Bewegung abzunehmen: Zum Abbau von nur einem Kilogramm Fettgewebe müssen 6000 bis 7000 Kilokalorien verbraucht werden. Bei einem einstündigen Spaziergang werden 120 Kilokalorien verbrannt, beim Schwimmen 450 und beim Joggen bis zu 600 Kilokalorien pro Stunde. In Kombination mit einer Ernährungsumstellung aber lenkt sportliche Bewegung vom Essen ab, und auch wegen des günstigen Einflusses von Sport auf das Herz-Kreislauf-System sollte man auf sportliche Aktivitäten nicht verzichten. Zudem verbrauchen Muskeln mehr Energie als Fett, so dass sich bei regelmäßig ausgeübtem Sport auch Ihr Grundumsatz erhöht.

Schaffen Sie sich Raum für Ihre ganz persönlichen Zeremonien, eine festgesetzte Teestunde z.B. rückt das edle Getränk in ein völlig neues Licht.

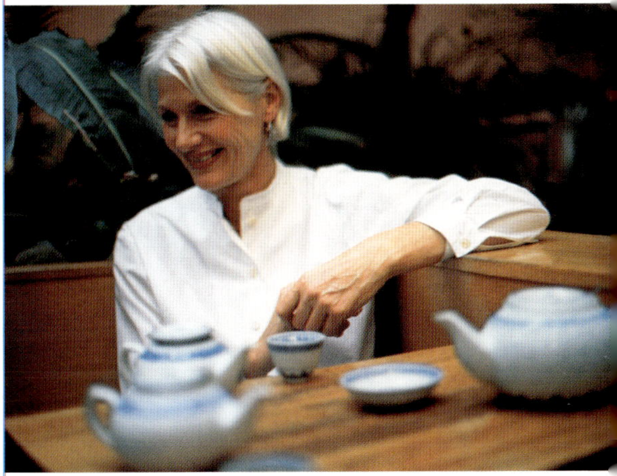

Achten Sie bei ballaststoffreicher Nahrung darauf, dass Sie genügend trinken, damit die positive Wirkung der Ballaststoffe voll zur Geltung kommt.

Die Psyche in Form halten

Kaum ein Aspekt in unserem Leben ist so mit Emotionen behaftet wie das Essen. Mit Nahrungsaufnahme verbinden wir von Geburt an Gefühle wie Liebe und Geborgenheit. Unser Essverhalten wird nicht nur von Geschmack und Aussehen, sondern auch durch subtile Parameter wie Konsistenz und Schmelzverhalten der Lebensmittel bestimmt. Sowohl die Familie als auch die Gesellschaft oder Clique bestimmen, welche Nahrungsmittel gerade »in« sind und beim Einkaufen oft auch ganz intuitiv ausgewählt werden. In Untersuchungen wurde z. B. festgestellt, dass beliebte TV-Vorabendserien das Essverhalten der Zuschauer beeinflussen.

Wenn schon im frühen Kindesalter fettreiche Nahrungsmittel gemieden werden, ist das die beste Grundlage für eine dauerhaft schlanke Figur.

Psychologische Tipps zum Abnehmen

- Essen Sie öfter pro Tag kleine Mahlzeiten. Damit werden insgesamt weniger Kalorien aufgenommen als durch lange Nahrungskarenz, da keine unkontrollierten Heißhungerattacken entstehen können.
- Decken Sie den Tisch immer nur mit einer begrenzten Auswahl an Lebensmitteln: Dass Sättigungsimpulse vor allem bei reichhaltiger Nahrungsmittelauswahl leichter unterdrückt oder sogar nicht bemerkt werden, haben Sie sicherlich schon einmal auf einem Fest mit einem appetitlichen reichhaltigen Buffet an sich selbst feststellen können.
- Kontrollieren Sie Ihr Gewicht regelmäßig jede Woche. Übergewicht entsteht nicht von heute auf morgen, sondern über die Jahre sammelt sich Pfund für Pfund an. Durch regelmäßiges Wiegen und konsequentes Handeln können Sie einer Gewichtszunahme sofort entgegensteuern.
- Essen Sie konsequent keine Reste! Dieser Rat gilt besonders für den Koch der Familie.

Versuchen Sie, jede Woche 500 bis 1000 Gramm Gewicht zu verlieren, und kontrollieren Sie Ihr Gewicht regelmäßig auf der Waage. Es muss aber nicht täglich sein.

Grundlagen für unser Essverhalten

Rationalität spielt gerade beim Essen die geringste Rolle. Die meisten Menschen wissen zwar, welche Lebensmittel gesund sind, doch sie essen solche Lebensmittel nur, wenn diese mit positiven Beziehungspunkten verknüpft sind.
Im Alter von drei Jahren sind die Grundlagen für das Essverhalten des weiteren Lebens bereits gelegt. Spätere Änderungen sind mühsam. Schon im frühen Kindesalter müsste also damit begonnen werden, eine übertrieben hohe Fettaufnahme zu vermeiden, erst dann würde im späteren Leben der Fettgenuss nicht mehr als »Rückkehr in die Kindheit« empfunden und damit emotional positiv belegt.

Kindliche Bedürfnisse erkennen

Wird ein Kind oft mit Süßigkeiten belohnt oder getröstet, so kann es sein, dass sein Essverhalten als Erwachsener immer noch von diesen positiven Assoziationen mit Süßigkeiten geprägt wird. Es ist jedoch in jedem Alter möglich, falsche Gewohnheiten abzulegen und umzudenken; es fällt eben nur schwerer. Versuchen Sie es, auch zum Wohl Ihres Nachwuchses; denn Kinder, deren Eltern sich gesundheitsbewusst ernähren, greifen von selbst zu solchen Nahrungsmitteln, da diese mit »zu Hause« assoziiert werden.

Salzreduktion bei Gicht und Bluthochdruck

Wenn Sie außer an Gicht auch an Bluthochdruck leiden, können Sie die medikamentöse Therapie durch die richtige Ernährung unterstützen. Wenn Sie nicht schon ein Blutdruckmessgerät haben, kaufen Sie sich eines. Sie können damit z.B. überprüfen, ob Sie zu den Menschen gehören, bei denen der Blutdruck durch eine Verringerung der Salzzufuhr sinkt. Bei Hochdruckpatienten unterscheidet man Salzsensitive und solche, bei denen verringerte Salzzufuhr nichts bewirkt. Viele Hyper-

Tipp

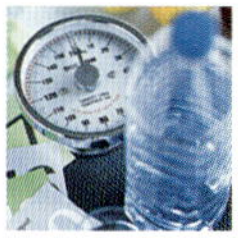

Auch für Bluthochdruckpatienten ist eine Vollwertdiät genau richtig. Viele regulieren bei einem Gewichtsverlust automatisch ihren zu hohen Blutdruck.

toniker reagieren auf eine verringerte Salzaufnahme, die in jedem Fall der Gesundheit förderlich ist. Falls Sie zu den salzsensitiven gehören, werden Sie innerhalb einer Woche salzarmer Ernährung bemerken, dass Ihr Blutdruck sinkt. Ohnehin wird bei der Vollwertkost im Vergleich zur normalen Ernährung weniger Salz aufgenommen. Wenn Ihnen vom Geschmack her die geringere Salzmenge fehlt, können Sie ja vorsichtig Salz zugeben – und Schritt für Schritt wieder reduzieren. Auch Salz ist eine Gewöhnungssache.

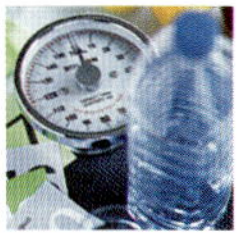

Tipp

Schmackhafte Brotaufstriche lassen sich auch aus Karotten und Äpfeln oder aus Kartoffeln und Joghurt selbst herstellen.

Weitere nützliche Tipps

- Verzehren Sie keine Gemüsekonserven, da diese meist einen sehr hohen Salzgehalt aufweisen.
- Das Gleiche gilt für Fertiggerichte oder Fertigsaucen.
- Ersetzen Sie Salz so weit wie möglich durch frische Kräuter und Gewürze.
- Brühwürfel enthalten viel Salz, weiteres Salzen ist daher nicht mehr notwendig.
- Versuchen Sie, Ihren Salzkonsum auf drei Gramm Kochsalz pro Tag zu beschränken. In Deutschland werden zur Zeit 13 bis 15 Gramm Kochsalz pro Tag verzehrt.
- Bevorzugen Sie natriumarme Kräuter- oder Würzsalze.
- Verstärken Sie den Geschmack mit Essig, Zitrone, Zwiebeln, Meerrettich und Gewürzen.
- Auch Gemüsesäfte sollten nicht gesalzen sein.
- Verzichten Sie auf besonders salzreiche Nahrungsmittel; dazu gehören Käsegebäck, Spekulatius, Cornflakes, Wurst und Fischwaren.
- Beschränken Sie Ihren Kaffeekonsum auf maximal eine Tasse pro Tag.
- Essen Sie anstelle von fertigem Käse, der meistens auch noch stark gesalzen ist, selbst gemachte Quarkzubereitungen, die Sie mit Kräutern würzen.

Arteriosklerose und erhöhte Blutfettwerte

Bluthochdruck begünstigt die Entwicklung von Arteriosklerose. Darunter versteht man eine langsam verlaufende Schädigung der Arterieninnenwand. Veränderungen der Arterieninnenwände führen dazu, dass große Mengen von oxidiertem (also ranzigem) LDL-Cholesterin (dem so genannten bösen Cholesterin) eingelagert werden.

Der Beginn der Verkalkung

Die Oxidation des Cholesterins gilt heute als der entscheidende Schritt in der Entwicklung arteriosklerotischer Veränderungen, die aufgrund ihres plattenartigen Erscheinungsbilds auch als Plaques bezeichnet werden. Im weiteren Verlauf der Erkrankung verdicken sich die Gefäßwände durch Einlagerung von Bindegewebe, und es kommt zur Verhärtung der Gefäßwände. Einerseits verlieren die Gefäße dadurch ihre Elastizität, andererseits wird der Innendurchmesser der Gefäße so eingeengt, dass die Durchblutung gestört wird und die Organe nicht mehr ausreichend mit Sauerstoff versorgt werden können. Herzinfarkt und Schlaganfall sind die schwersten Komplikationen arteriosklerotischer Gefäßerkrankungen.

Achten Sie auf die Blutfettwerte

Die Arteriosklerose steht in unmittelbarem Zusammenhang mit Ihren Ernährungsgewohnheiten und der allgemeinen Lebenssituation. Erster Schritt zu ihrer Entwicklung ist eine Schädigung der Gefäßinnenwand durch Bluthochdruck, Rauchen oder eine erhöhte Konzentration von Fett-Eiweiß-Komplexen (Lipoproteinen) im Blut. Man spricht dann auch von Hyperlipoproteinämie. Deshalb findet man auch bei sehr vielen Hochdruckpatienten arteriosklerotische Veränderungen.

Info

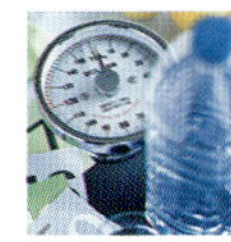

Ihr Risiko für Herz-Kreislauf-Erkrankungen ist besonders hoch, wenn sich Fett bei Ihnen hauptsächlich am Bauch ablagert, Sie also einen »Bierbauch« haben. Menschen mit mehr »birnenförmiger« Fettverteilung an Gesäß und Oberschenkeln sind weniger gefährdet. Auch das Arterioskleroserisiko können Sie mit Hilfe der richtigen Ernährung eindeutig vermindern.

Verschiedene Arten von Blutfetten

Vor allem drei Arten von Lipoproteinen sind von Bedeutung:

- Triglyzeride – diese Neutralfette werden heute häufig noch in ihrer Schädlichkeit unterschätzt.
- LDL-Cholesterin, oft auch als böses Cholesterin bezeichnet, begünstigt Gefäßveränderungen.
- HDL-Cholesterin wird oft auch gutes Cholesterin genannt. Es ist ein Gegenspieler des LDL-Cholesterins, da es den Abbau der schädlichen LDL-Fraktion fördert und so indirekt die Gefäße schützt.

Werden zu viele gesättigte Fettsäuren mit der Nahrung, insbesondere über tierisches Fett, aufgenommen, so erhöhen sich die Cholesterinwerte im Blut; ungesättigte Fettsäuren können die Werte senken. Bevorzugen Sie deshalb pflanzliche Öle mit einem hohen Anteil an ungesättigten Fettsäuren.

Ernährungstipps bei Arteriosklerose

Arteriosklerosepatienten müssen besonderen Wert auf die Qualität und Quantität der Fette in der Nahrung legen. Die wichtigsten Punkte dazu sind:

- Insgesamt sollte der Fettgehalt in der Nahrung niedrig sein.
- Besonders die Aufnahme gesättigter Fettsäuren, wie sie in tierischem Eiweiß vorkommen, muss gering gehalten werden. Wenn Sie weder Fleisch noch Butter essen, senken Sie den Anteil gesättigter Fettsäuren in Ihrer Nahrung um 63 Prozent.

P/S-Quotient in Fetten

Der P/S-Quotient gibt das Verhältnis von mehrfach ungesättigten Fettsäuren zu gesättigten Fettsäuren an.

Fettart	P/S-Quotient	Fettart	P/S-Quotient
Butter	0,1	Diätmargarine	2–2,5
Schmalz	0,4	Sesamöl	2,7
Margarine	0,5–1	Sojaöl	3,8
Olivenöl	0,7	Safloröl	7,9

- Verwenden Sie zur Zubereitung von Speisen und als Brotaufstrichfett ausschließlich Pflanzenöle und -fette mit einem hohen Anteil an Polyensäuren, die zu den mehrfach ungesättigten Fettsäuren gehören.
- Geben Sie Fetten mit einem P/S-Quotienten von 1,0 bis 1,5 in jedem Fall den Vorzug.
- Essen Sie regelmäßig rohen Knoblauch und rohe Zwiebeln. Schon 40 Gramm Knoblauch oder Zwiebeln pro Tag bewirken eine Verringerung der Gerinnungsaktivität des Bluts.
- Essen Sie regelmäßig rohe Äpfel. Das darin enthaltene Pektin senkt den Cholesterinspiegel.
- Meiden Sie cholesterinreiche Nahrungsmittel, vor allem Innereien und eigelbhaltige Speisen.
- Verwenden Sie kaltgepresste Öle, vor allem für Salate und anderes Nichterhitztes. Beim Kochen und Braten gehen viele wertvolle Inhaltsstoffe verloren.
- Achten Sie darauf, dass die Pflanzenöle und Pflanzenfette, die Sie verwenden, möglichst keine gehärteten Fette enthalten. Gehärtete Fette werden auch als hydrierte Fette bezeichnet.
- Verwenden Sie Margarine mit einem hohen Gehalt an Polyensäuren und Vitamin E statt Butter.
- Zum Kochen und als Salatdressing sind Öle mit hohem Polyensäuregehalt geeignet. Dazu gehören Distelöl (Safloröl), Maisöl und Sonnenblumenöl.
- Achten Sie auf eine ausreichende Versorgung mit Vitamin E. Es kann die Oxidation des bösen Cholesterins verhindern und so die Entwicklung der Arteriosklerose bremsen. Den höchsten Vitamin-E-Gehalt hat Weizenkeimöl. Geben Sie täglich einen Esslöffel Weizenkeimöl beispielsweise in Salatsaucen oder Dips. Vitamin E geht allerdings beim Erhitzen verloren.
- Essen Sie über den Tag verteilt regelmäßig mehrere kleine Mahlzeiten anstelle einer üppigen, und halten Sie sich ansonsten an die Regeln der Vollwerternährung.

Info

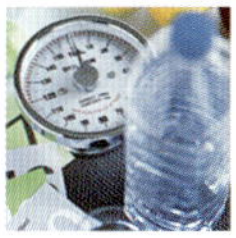

Der Cholesteringehalt beträgt in folgenden Lebensmitteln pro 100 Gramm:
Hirn 2000 mg,
Eigelb 1600 mg,
Leber 300 bis 500 mg,
Kaviar 300 mg,
Hühnerei (60 g) 240 mg,
Butter 240 mg,
Tintenfisch 170 mg,
Hummer 150 mg,
Krabben 140 mg.

Mit kleinen Schritten zum Erfolg

Vermutlich hat Ihre bisherige Ernährung ganz anders ausgesehen als die Vorschläge, die Sie auf den letzten Seiten erhalten haben. Sie müssen sich ja auch nicht von heute auf morgen nur mehr vollwertig ernähren. Jede Verbesserung Ihrer jetzigen Lebens- und Ernährungsgewohnheiten ist ein Fortschritt in Richtung Gesundheit.

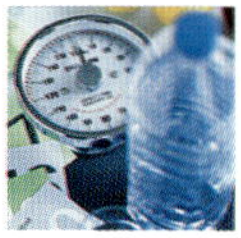

Info

Erhöhte Blutfettwerte, Übergewicht, Bluthochdruck und ein erhöhter Harnsäurespiegel treten in vielen Fällen gemeinsam auf. Alle diese Risikofaktoren können Sie durch die richtige Ernährung günstig beeinflussen.

Eile mit Weile

Überfordern Sie sich am Anfang nicht, muten Sie sich nicht zu viel auf einmal zu. Das Tempo einer Ernährungsumstellung richtet sich nicht zuletzt nach Ihrer individuellen Veranlagung. Vielleicht sind Sie eher der Alles-oder-nichts-Typ, der noch heute alle Wurstvorräte im Kühlschrank lieber an den Hund verfüttert und dann im Reformhaus einkauft. Wenn Sie eher ein bedächtiger Mensch sind, ist es vielleicht besser, ganz allmählich die Ernährung umzustellen. In diesem Fall sollten Sie sich Notizen machen, in denen Sie festhalten, was Sie Woche für Woche erreichen wollen. So geraten Sie nicht in Gefahr, Ihr Ziel aus den Augen zu verlieren. Ihre Planung könnte z. B. wie im Kasten auf Seite 75 beschrieben aussehen.

Genuss mit Lust und Vernunft

Sie sehen, auf diese Weise kommen Sie nach einer gewissen Zeit ebenso zum Ziel. Wenn Sie auf etwas gar nicht verzichten können, versuchen Sie, nicht völlig außer Kontrolle zu geraten: Bei Heißhunger auf Fleisch genehmigen Sie sich z. B. ein kleines Putenschnitzel und viele Beilagen; bei Heißhunger auf Süßes versuchen Sie, einen Pudding mit Süßstoff zu kochen oder Trockenobst zu essen; bei Verlangen nach Alkohol trinken Sie mit viel Wasser gespritzten Wein.

Für viele besonders schwierig – der Verzicht auf Fleisch

Vielleicht gehören Sie zu den Menschen, die immer sehr gern Fleisch gegessen haben. Jetzt können Sie sich gar nicht vorstellen, auf diese Leckerei verzichten zu müssen. Doch es gibt keinen Grund zu verzagen: In der Vollwertküche gibt es eine Reihe von Lebensmitteln, die ähnlich wie Fleisch schmecken. Dazu gehört z. B. Tofu, der aus Sojamilch hergestellt wird, wofür die Sojabohnen ausgequetscht werden. Dadurch erhält man eine vegetarische Milch, die es u. a. im Reformhaus gibt. Diese Milch kann ähnlich wie Kuhmilch verwendet oder weiterverarbeitet werden, wie etwa zu Tofu, der dem aus der Kuhmilch gewonnenen Quark entspricht.

Im Gegensatz zu Sojabohnen und Sojafleisch enthalten Sojamilch und Tofu praktisch keine Purine und sind für Gichtpatienten sehr geeignet. Tofu ist auch frei von Cholesterin.

Tipps zur Ernährungsumstellung

Hier ein Planungsvorschlag für die Änderung Ihrer Essgewohnheiten:

- **Erste Woche**
Ein fleischfreier Tag

- **Zweite Woche**
Ein fleischfreier Tag, viermal pro Woche Brotaufstriche ohne Käse und Wurst

- **Dritte Woche**
Ein fleischfreier Tag, viermal pro Woche Brotaufstriche ohne Käse und Wurst und mindestens ein weiterer Tag mit einem Gericht Ihrer Wahl aus der Vollwertküche (siehe im Rezepteteil ab Seite 51)

- **Vierte Woche**
Ein fleischfreier Tag, viermal pro Woche Brotaufstriche ohne Käse und Wurst, mindestens drei weitere Tage mit einem Gericht aus der Vollwertküche (siehe im Rezeptteil ab Seite 51)

Wenn Sie Freunde und Bekannte haben, die sich vegetarisch ernähren, gehen Sie doch einmal gemeinsam in ein vegetarisches Restaurant, und lassen Sie sich verwöhnen.

Tofu für jeden Geschmack

Tofu ist nicht nur ein Fleischersatz, sondern auch ein Lebensmittel mit einer Vielzahl an Zubereitungsmöglichkeiten.

Tofu hat kaum Eigengeschmack und entspricht in seiner Konsistenz dem Kalbfleisch. Das Würzen der Tofuspeisen ist also sehr wichtig. Das Eiweiß im Tofu ist biologisch besonders hochwertig, außerdem enthält Tofu wenig Kalorien. Sie können ihn in Würfel schneiden und wie Gulasch zubereiten oder ihn wie ein Schnitzel in der Pfanne braten. Oder Sie zerkrümeln den Tofu und verwenden ihn anstelle von Hackfleisch. Ihrer Fantasie sind keine Grenzen gesetzt. Mittlerweile ist Tofu auch schon in vielen Supermärkten erhältlich. Im Reformhaus finden Sie Tofupasten als Brotaufstrich oder Tofuscheiben als Brotbelag. Tofu kann auch geräuchert werden; er wird Ihnen schmecken, wenn Sie das Räucheraroma bestimmter Fleisch- und Wurstwaren schätzen. Tofu wird auch bei uns immer beliebter. Inzwischen gibt es eine Reihe von Kochbüchern, die sich ausschließlich mit dem Thema »Tofu« und seiner Herstellung beschäftigen.

Weitere Tipps für den Fleischersatz

Tofu gehört in der asiatischen Küche, wo traditionell wenig Fleisch verwendet wird, zu den Grundnahrungsmitteln. Tofu liefert gerade dem strengen Vegetarier wichtige Aminosäuren, die sonst nur in tierischen Produkten vorkommen.

- In Reformhäusern sind vegetarische Brotaufstriche und Pasten erhältlich; versuchen Sie einmal den Brotaufstrich »Gutsherrenart«, wenn Sie Leberwurst gern mögen.
- Auch vegetarisches Schmalz bekommen Sie im Reformhaus, falls Sie bisher gern Schmalzbrote mochten. Es schmeckt täuschend ähnlich, und auch als Liebhaber von herzhaftem Geschmack werden Sie begeistert sein.
- Speckwürfel im Krautsalat können Sie durch geröstete Sesamsamen, die geschmacklich ganz ähnlich sind, ersetzen.
- Ein anderer schmackhafter Ersatz für Speckwürfel sind Stückchen von geräucherter Tofupastete, die Sie im Reformhaus erhalten.
- Wenn Sie gern Kalbfleisch essen, sind in Knoblauchöl angebratene oder gegrillte Austernpilze ein guter Ersatz.

- Aus Grünkern können Sie Bratlinge herstellen, die ähnlich wie »Fleischpflanzerl« (Frikadellen, Buletten) schmecken. Als zusätzliche Würze ist Majoran besonders geeignet. Grünkern ist eine Getreideart. Um ihn hackfleischähnlich zuzubereiten, wird er geschrotet und mit Zwiebeln angebraten. Mit Grünkernschrot können Sie Hackfleisch in allen konventionellen Rezepten ersetzen. Im Reformhaus gibt es fertige Bratlingsmischungen mit Grünkern. Diese müssen nur noch mit Wasser und Ei angerührt werden.
- Mit Zwiebeln angebratene, klein gehackte Austernpilze können anstelle von Hackfleisch z. B. auch zum Füllen von Paprikaschoten oder Krautwickeln verwendet werden.
- Fleisch kann praktisch immer durch Tofu ersetzt werden.
- Wenn Sie mit Käse überbackene Aufläufe lieben, verzichten Sie auf Emmentaler- oder Goudascheiben, und verwenden Sie lieber intensiv schmeckende Käsesorten wie Parmesan oder Greyerzer, die Sie reiben. Diese schmecken sehr viel intensiver, und Sie benötigen wesentlich weniger Käse.

Keine Ernährung ohne Freude am Essen

Die neue Ernährung soll Ihnen vor allem Spaß machen. Am besten, Sie kaufen sich ein Kochbuch über Vollwertkost und suchen nach Rezepten, die Ihrem Geschmack entsprechen. In der Vollwertküche darf intensiv mit Kräutern gewürzt werden. Am einfachsten können Sie sich mit den Grundzügen der Vollwerternährung in einem Kochkurs vertraut machen. Solche Kurse werden regelmäßig von Volkshochschulen oder Familienbildungsstätten angeboten.

Auch in der Vollwerternährung brauchen Sie nichts zu verzehren, was Ihnen nicht mundet. Statt Gemüsesorten zu essen, die Ihnen noch nie geschmeckt haben, probieren Sie lieber Obst und Gemüsesorten, die Sie noch nicht kennen. Sie werden viele unterschiedliche Geschmacksrichtungen entdecken.

Tipp

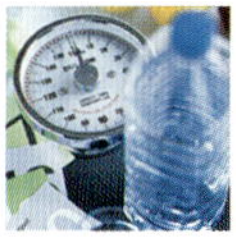

Grünkern, ein aus unreifem, gedorrtem Dinkel hergestelltes Getreide, ist durch sein würziges Aroma ein idealer Fleischersatz. Grünkern ist leichter verdaulich als Dinkel und schmeckt leicht nussartig mit etwas Räucheraroma.

Schwächen zulassen

Wenn Sie manche Dinge besonders vermissen, gönnen Sie sich ab und zu, z. B. am Sonntag, eine kleine Portion davon. So fällt Ihnen die Umstellung leichter. Häufig werden Sie überrascht feststellen, dass Ihnen mit der Zeit Ihre »Lieblingsgerichte« nicht mehr so recht zusagen. In vielen Fällen ändert sich das Geschmacksempfinden nach einer Umstellung auf die Vollwertkost. Fett, Salz oder auch Zucker wird plötzlich sehr viel intensiver und häufig als penetrant empfunden. Je mehr Gemüse und Salate Sie zu sich nehmen, desto eher werden Ihnen früher geschätzte Fleischmahlzeiten belastend und schwer vorkommen.

Ein offenes Wort ist die beste Problemlösung: Sagen Sie Freunden, dass Fleisch Ihnen nicht gut tut, und Sie lieber nur Beilagen essen möchten. Ihr Gastgeber wird mit Sicherheit dafür Verständnis haben.

Essen in Gesellschaft

Wer sonst soll einen verstehen, wenn nicht Familie und Freunde. Seien Sie hier ganz ehrlich: Sagen Sie, dass Ihr Arzt bei Ihnen eine Krankheit festgestellt hat, die stark von der Ernährung beeinflusst wird. Deshalb sollten Sie kein Fleisch und keinen Fisch essen sowie möglichst auf Alkohol verzichten. Vielleicht können Sie schon im Voraus den Gastgeber informieren; Ihre Hemmschwelle wird dann niedriger sein. Bitten Sie Ihre Freunde, keine Umstände zu machen. Sie werden sehen, auch von Gemüse, Reis, Brot und Salat wird man satt!

Der Umgang mit Einladungen

Vielleicht empfinden Sie Unbehagen bei der Vorstellung, auf einer Einladung auf das Hauptgericht oder den Alkoholgenuss verzichten zu müssen. Möglicherweise fürchten Sie, wegen Ihrer neuen und gesünderen Gewohnheiten belächelt oder gar verspottet zu werden, und lassen Ihre mühsam erworbenen guten Gewohnheiten daher lieber von vornherein zu Hause. In der Regel stellen sich solche Befürchtungen als unbegründet heraus. Denn die meisten Menschen reagieren verständnisvoll, wenn Sie ihnen Ihr gesundheitliches Problem kurz erläutern. Schließlich haben Sie damit auch Vertrauen bewiesen. Das gilt besonders im privaten Bereich.

Geschäftsessen

Schwieriger ist es, wenn Sie mit Geschäftsfreunden unterwegs sind. Doch auch hier gibt es Möglichkeiten, ohne viel Aufsehen zu erregen, Fleischgerichte zu meiden.

- Schlagen Sie ein Restaurant vor, in dem ohnehin viele gemüsebetonte Gerichte serviert werden, z. B. ein italienisches oder asiatisches Restaurant.
- Im Steakhaus können Sie Ihre Liebe zu Kartoffeln betonen: Man kann in vielen Steakhäusern heute auch nur gebackene Kartoffeln mit verschiedenen Dips und Salaten bestellen. Auch Salatbuffets gehören zum Standard eines guten Steakhauses.
- Wählen Sie ein Lokal mit Buffetmöglichkeit. Dort finden Sie immer viele fleischlose Gerichte, oder Sie haben die Möglichkeit, nur ein ganz kleines Stück Fleisch zu nehmen.

Den Zeitgeist nutzen

Wir leben heute in einer Zeit, in der jeder fit, jung, schlank und gesund sein möchte. Deshalb gelten Vegetarier oder Menschen, die keinen Alkohol trinken, nicht mehr als Außenseiter. Eine Ernährung, die sich mit dem Modewort »light« beschreiben lässt, entspricht unserem Zeitgeist und wird von den meisten Menschen akzeptiert. Auch die vielen Fleischskandale der letzten Jahre, wie Rückstände von Arzneimitteln, Maul-und-Klauen-Seuche, Salmonellen oder die Rinderseuche BSE, bewirken, dass viele Menschen heute dem Verzehr von Fleisch gegenüber kritisch eingestellt sind. Der Verzicht auf Alkohol wird heute kaum mehr bemerkt. Wenn Sie wirklich nicht offen sein wollen, gibt es Ausreden. Sagen Sie, Sie müssten am nächsten Tag früh aufstehen oder Sie bekämen von Wein Migräne.

Tipp

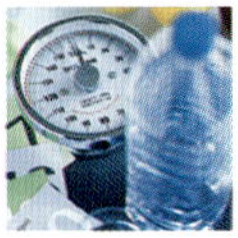

Trauern Sie nicht den Speisen nach, die Sie nicht essen sollten, sondern freuen Sie sich darüber, so viele neue, Ihnen bisher nicht bekannte Lebensmittel kennen zu lernen. Auf diese Weise erweitern Sie Ihren kulinarischen Horizont.

Beweglichkeit und Lebensfreude

Es ist nie zu spät, mit mehr oder weniger sportlichen Aktivitäten zu beginnen. Ihr Körper wird es Ihnen in vielerlei Hinsicht danken. Entscheidend ist dabei, die geeignete Form und das richtige Maß zu finden. Über den Erfolg Ihrer Mühen entscheidet dann »nur« noch die Regelmäßigkeit, mit der Sie Ihr individuell abgestimmtes Trainingsprogramm ausüben. Für Gichtpatienten kommen vor allem gleichmäßige, gelenkschonende Ausdauersportarten infrage, die später auch ganz langsam intensiviert werden können.

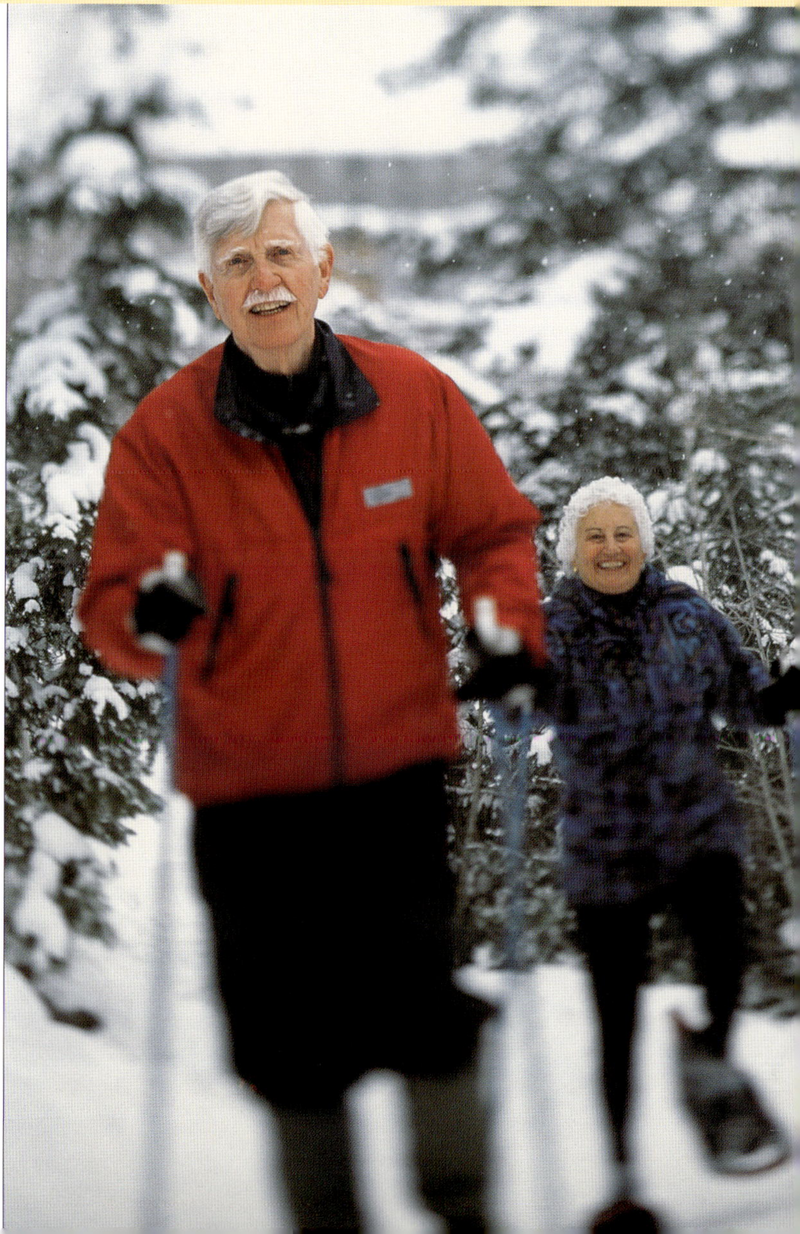

Gicht und Freizeit

Sport – den Körper fordern

Ausreichende und vor allem regelmäßige Bewegung ist ein wichtiger Bestandteil Ihres »neuen Lebensstils«. Dabei geht es nicht darum, sportliche Höchstleistungen zu vollbringen, sondern Sie wollen Organsysteme, Muskulatur und Gelenke stärken. Dazu bedarf es gezielter Bewegung. Sicher schätzen Sie die wohltuende Wirkung einer Massage: Sie ist jedoch eine passive Maßnahme. Dieselben Effekte und das gute Gefühl danach können Sie auch mit einem aktiven Bewegungsprogramm erreichen; und das kommt Ihrer Gesundheit noch viel mehr zugute.

Sport bei Gelenkerkrankungen

Bei Erkrankungen mit Gelenkbeteiligung kann Sport:

- Den Schmerz und die Funktionsbeeinträchtigung bessern
- Die Entzündungsreaktion dämpfen
- Das Fortschreiten der Erkrankung deutlich verlangsamen oder aufhalten
- Eine Versteifung des Gelenks verhindern

Letztlich wirkt sich Sport auch positiv auf Ihr psychisches Gleichgewicht aus.

Sport und Gichterkrankung

Im symptomfreien Intervall einer Gichterkrankung kann Sport:

- Die Flexibilitiät des betroffenen Gelenks aufrechterhalten
- Die Uratablagerung verhindern
- Die Harnsäureausscheidung über die Nieren erhöhen

Durch Bewegung wird das Gewebe gespült, Stoffwechselprodukte werden so schneller abtransportiert. Regelmäßiges, richtig durchgeführtes körperliches Training ist ein wichtiger Schutz für die Gelenke: Durch die rhythmische Be- und Entlastung des

Tipp

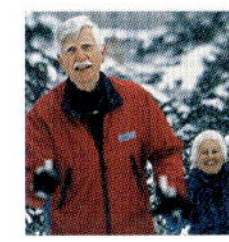

Wer lange keinen Sport gemacht hat, tut gut daran, sich von kompetenten Trainern eingehend beraten zu lassen. Überforderung ist einer der häufigsten Gründe, warum eine sportliche Betätigung schnell wieder aufgegeben wird.

Gelenks während der körperlichen Aktivität wird die Durchblutung erhöht. Das verbessert den Knorpelstoffwechsel. Die Muskeln sind die wichtigste Stütze der Gelenke, doch auch sie können nur durch regelmäßiges Training gekräftigt werden.

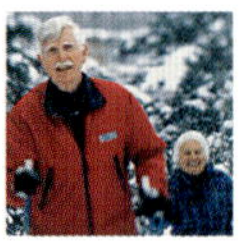

Tipp

Die optimale Herzfrequenz beim Sport liegt bei 110 bis 130 Schlägen pro Minute. Wer anfängt, Sport zu treiben, sollte seinen Puls häufiger kontrollieren. Die Trainingsfrequenz ist schneller erreicht, als man denkt.

Gelenke schützen

Die richtigen Übungen stabilisieren darüber hinaus gelenknahe Strukturen wie Kapseln, Bänder und Sehnen. Die gesamte Gelenkführung wird auf diese Weise stabilisiert. Die verbesserte aktive muskuläre Stabilisierung des Gelenks schützt auch die passiven gelenknahen Strukturen vor Überdehnung sowie Zerreißen und kann Gelenkinstabilitäten verhindern. Der Muskel ist so gesehen quasi der »Stoßdämpfer« der Gelenke.

Bewegung verbessert die Sauerstoffversorgung

Die Bewegungstherapie besitzt ähnliche Wirkungen wie eine Sauerstofftherapie, da mit ihrer Hilfe Muskeln und Bindegewebe besser mit Sauerstoff versorgt werden. Durch das Training verbessert sich vor allem der Knorpelstoffwechsel. Sehnen, Bänder und Kapseln werden straffer und reißfester. Wichtig ist, dass Sie sich zu Beginn nicht überfordern. Wenn Sie erst einmal mit einem regelmäßigen Training begonnen haben, können Sie die Belastungsintensität langsam erhöhen. So vermeiden Sie auch Frustrationen, die einen häufig dazu bringen, das Training wieder abzubrechen.

Training mit Maß

Das Ausmaß der Belastung lässt sich durch die regelmäßige Pulsüberwachung während des Trainings ermitteln. Der optimale Trainingspuls wird folgendermaßen ermittelt: Ziehen Sie von 220 Ihr Lebensalter in Jahren ab. Der optimale Trainingspuls pro Minute beträgt 75 Prozent des so ermittelten Werts. Bei einem 60-Jährigen ergibt sich beispielsweise folgende Rech-

nung: (220 – 60) x 75/100. Das entspricht 120 Pulsschlägen pro Minute. Wenn Sie an Herz-Kreislauf-Krankheiten leiden oder bereits einen Herzinfarkt hinter sich haben, fragen Sie Ihren Arzt, ob und wie weit Sie sich belasten dürfen.
Tipps für die richtigen Bewegungsabläufe erhalten Sie von Krankengymnasten, bei Kursen in Volkshochschulen oder bei gesundheitlich orientierten Sportstudios mit entsprechend geschulten Trainern.

Sparen Sie nicht an der falschen Stelle. Gute, stoßdämpfende und Ihrem Fuß bzw. Ihren Laufgewohnheiten angepasste Schuhe entlasten Rücken und Gelenke.

Die geeignete Sportart finden

Allerdings gelten diese positiven Auswirkungen auf Muskeln und Gelenke nur für bestimmte Sportarten. Sportarten mit hohen Druckbelastungen, Drehbewegungen oder abrupten Bewegungen (wie z. B. Squash, Abfahrtski, Snowboard) bedeuten eine zu hohe Belastung für die Gelenke. Empfehlenswert sind alle gleichmäßigen, rhythmischen Bewegungssportarten. Für Gichtpatienten gilt der Grundsatz: sportlich auf die sanfte Tour. Positive Auswirkungen auf den Stoffwechsel werden vor allem bei Sportarten beobachtet, die gleichzeitig möglichst viele verschiedene Muskelgruppen beanspruchen. Das Training sollte über mindestens eine halbe Stunde andauern.

Besonders geeignete Ausdauersportarten

- Walking
- Schwimmen
- Wandern
- Radfahren
- Gymnastik
- Skilanglauf
- Dauerlauf/Jogging (wenn Ihre Gelenke nicht bereits durch Arthrose oder andere degenerative Erkrankungen in Mitleidenschaft gezogen sind)

Leisten Sie sich eine Pulsuhr: Mit ihr bekommen Sie viel schneller ein Gefühl dafür, welche Belastungen optimal für Sie sind.

Sanfte Sportarten, die die Gelenke nicht übermäßig belasten, sind für Gichtpatienten ideal. Dazu gehört u. a. Walking, das Gehtraining aus den USA.

Gehtraining beansprucht die meisten Muskeln

Beachtung verdient vor allem das so genannte Walking (Gehen), eine Sportart, die in den USA schon sehr populär ist und auch bei uns zunehmend beliebter wird. Es handelt sich dabei um das schnelle Gehen in einer bestimmten Technik, die in jedem Alter leicht zu erlernen ist. Im Vergleich zum immer noch beliebten Jogging werden die Gelenke bei dieser Sportart dreimal geringer belastet, die Ausdauer wird aber ebenso gut trainiert. Walking ist also eine echte Alternative für Menschen mit vorgeschädigten Gelenken oder für Übergewichtige, die beim Joggen ihre Gelenke zu stark belasten würden. Die positiven Auswirkungen auf den Stoffwechsel und die im Vergleich zum Jogging geringere Gefahr der Überforderung machen diesen Sport gerade für Gichtpatienten besonders geeignet. Benötigt werden lediglich gute stoßdämpfende Schuhe. Bücher über diese Sportart finden Sie mittlerweile in jeder gut sortierten Buchhandlung.

Mit Dehnübungen wärmen Sie nicht nur die Muskulatur auf, Sie halten auch Ihre Sehnen und Bänder elastisch und straff.

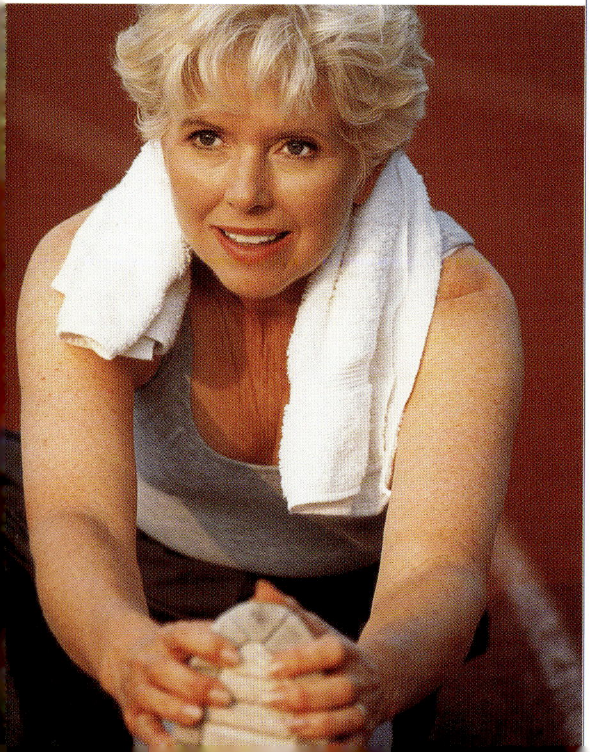

Aufwärmen beugt Verletzungen vor

Verletzungsgefahr besteht beim Sport vor allem dann, wenn die noch kalte Muskulatur beansprucht wird. Die Muskulatur sollte vor der Belastung angewärmt werden, z. B. durch Dehnübungen, die heute vielfach auch als Stretching bezeichnet werden. Doch auch davor sollten Sie Ihren Körper langsam auf Betriebstemperatur bringen – auf der Stelle treten, walken und hüpfen, Hampelmann, Armkreisen vorwärts und rückwärts. Je weniger Sie sich vorher bewegt hatten, desto wichtiger ist die Anwärmphase. Dann machen Sie mit Dehnübungen weiter:

- Machen Sie einen Ausfallschritt nach vorn, das vordere Knie ist gebeugt, das hintere Bein

Walking News

Im November 1996 wurden auf dem größten internationalen Kongress für Herz-Kreislauf-Erkrankungen sensationelle Studienergebnisse zum Walking vorgestellt:

- Frauen, die mindestens drei Stunden pro Woche trainierten, hatten ein um 40 Prozent geringeres Risiko, einen Herzinfarkt oder Schlaganfall zu erleiden, als Frauen, die keinen Sport ausübten.
- Je rascher die Damen ausschritten, umso besser: Frauen, die mit einer Geschwindigkeit von mindestens 4,8 Kilometer in der Stunde walkten, reduzierten das Risiko dieser Erkrankungen um ganze 52 Prozent, die Langsameren immerhin noch um 32 Prozent.

Ausreden wie »keine Zeit für Sport« gelten nicht; je mehr Sie sich bewegen, umso größer wird Ihr Energiepotenzial und Ihre Leistungsbereitschaft.

gestreckt. Legen Sie die Hände locker auf den Oberschenkel des vorderen Beins, der Oberkörper bildet eine Linie mit dem nach hinten gestellten Bein. Bewegen Sie den Oberkörper langsam nach hinten, Sie spüren dabei eine Dehnung in der Leistengegend.

- Die richtige Dehnungsspannung ist erreicht, wenn Sie ein noch angenehmes Ziehen verspüren.
- Atmen Sie während der Dehnung möglichst ruhig und gleichmäßig weiter.
- Die Dehnung sollten Sie ca. acht bis zwölf Sekunden aufrechterhalten.
- Lockern Sie nach der Dehnung die Muskeln durch vorsichtiges Schütteln. Die gleiche Übung noch einmal mit der anderen Körperseite ausführen.

Animieren Sie auch Ihre Kinder zum Sport! Bei Menschen, die schon in jungen Jahren regelmäßig Sport treiben, ist die Knochendichte höher: Damit haben sie eine bessere Ausgangssituation, wenn die Knochendichte altersbedingt abnimmt.

Gichtanfall durch zu große Strapazen

Die Kombination von Reduktionsdiät und Sport ist ideal. Sie sorgt für den Abbau von Fett und stärkt gleichzeitig die Muskulatur.

Bei jeder sportlichen Betätigung im Freizeitbereich sollte die ausgewogene Belastung im Vordergrund stehen, unsinnige Strapazen sollten dabei vermieden werden. Besonders für Gichtpatienten ist es unerlässlich, die Belastung nicht zu hoch anzusetzen und nur langsam zu steigern. Extreme Belastungen können einen Gichtanfall auslösen, da durch die verschiedenen Arten der Energiegewinnung unterschiedliche Stoffwechselprodukte anfallen.

- Die aerobe Form der Energiegewinnung ist besonders ökonomisch. Der Name »aerob« kommt daher, dass Sauerstoff verbrannt wird. Voraussetzung für diese Form der Energiegewinnung ist, dass die Muskulatur ausreichend durchblutet werden kann. Je besser trainiert ein Sportler ist, umso länger kann seine Muskulatur aerob arbeiten.
- Die anaerobe Energiegewinnung ist sozusagen der Notnagel der Energieerzeugung. Erst wenn kein Sauerstoff mehr zur Verfügung steht, schaltet der Körper auf die anaerobe Energiegewinnung um. Dabei entsteht als ein Endprodukt Milchsäure, ähnlich wie beim Alkoholabbau. Durch extreme Strapazen kommt es zu einem raschen Anstieg der Milchsäurekonzentration, der einen Gichtanfall auslösen kann.

Regelmäßige Spaziergänge in der Natur sind beruhigend und gesundheitsfördernd, ohne zu strapazieren. Körper, Geist und Seele werden es Ihnen danken.

Milchsäure wird auch für das Entstehen von Muskelkater mitverantwortlich gemacht. Hüten Sie sich also vor ungewohnt intensiver Beanspruchung: Durch Strapazen steigt die Milchsäurekonzentration, und es kann zu einer vorübergehenden Erhöhung der Harnsäure im Blut kommen. Dies geschieht einerseits durch die Freisetzung von Uratablagerungen aus dem Gelenk und andererseits durch die verminderte Ausscheidung von Harnsäure, da die Nieren mit der Eliminierung der Milchsäure beschäftigt sind. Als Folge solcher Vorgänge kann sich ein akuter Gichtanfall zusammenbrauen.

Sport auch für die Knochen

Durch unsere vorwiegend sitzende, bewegungsarme Lebensweise nimmt nicht nur bei Frauen nach den Wechseljahren, sondern auch bei Männern die Osteoporose ständig zu; d. h., die Knochensubstanz wird abgebaut. Denn der Körper arbeitet wirtschaftlich: Wenn ein Knochen nicht durch Bewegung beansprucht wird, baut der Körper ihn einfach ab. Durch regelmäßige Bewegung kann der geschwächte Knochen wieder stabilisiert und gekräftigt werden. Die alleinige Einnahme von Kalzium oder Vitamin D hat nur wenig Einfluss auf die Osteoporose. Der Körper härtet einen Knochen nur dann, wenn dieser die Festigkeit auch benötigt.
Bereits ein kleiner Spaziergang von etwa einer halben Stunde pro Tag ist wirksam gegen Osteoporose. Sport kann den Abbau von Knochensubstanz aufhalten und sogar zu einem Aufbau von Knochensubstanz führen. Ausdauersportarten sind zum Knochenaufbau am besten geeignet.

Wohltuend für Körper und Seele

Körperliches Training wirkt sich auf alle Organsysteme positiv aus und hat daher erheblich größeren therapeutischen Nutzen als passive Verfahren wie Massagen: Besonders ausgeprägt ist der Einfluss des Sports auf das Herz-Kreislauf-System und den Stoffwechsel. Durch eine Verlangsamung des Herzschlags verlängert sich beim Trainierten die Durchblutungszeit des Herzes, der Sauerstoffbedarf verringert sich, und die Gefäßelastizität bleibt erhalten. Auch die Atemtiefe nimmt zu, was zu einer Verringerung der Atemfrequenz führt; die Lunge wird besser durchblutet. Die höhere Durchblutung aller Organe optimiert auch den Stoffwechsel. Besonders positiv wird der Cholesterinspiegel beeinflusst. Regelmäßiges körperliches Training reduziert auf Dauer einen erhöhten Cholesterinspiegel. Dieser Effekt kann durch die richtige Ernährung noch erheblich verstärkt werden.

Tipp

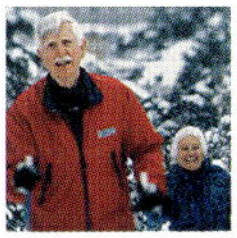

Beim Sport werden bestimmte Gehirnanteile besser durchblutet. Dadurch fördert die körperliche Belastung auch das Denken. Aus dem Ausgleich von sympathischem und parasympathischem Nervensystem resultieren eine bessere Konzentrationsfähigkeit und ein tieferer Schlaf.

Durch regelmäßige Bewegung steigt der HDL-Anteil des Cholesterins; LDL-Cholesterin, also der unerwünschte Cholesterinanteil, wird reduziert. Wissenschaftlich belegt ist außerdem, dass durch die bessere Sauerstoffversorgung bei sportlich Aktiven die Widerstandskraft der Leber gegen Gifte steigt.

Sport – die Psyche in den Urlaub schicken

Nicht zu unterschätzen sind die psychischen Auswirkungen von körperlichem Training: Aggressionen können abreagiert werden, das Selbstwertgefühl steigt, wenn das anfängliche Phlegma erst einmal überwunden ist. Für das wohlige Befinden nach dem Sport ist vermutlich die Ausschüttung von Endorphinen verantwortlich. Dies sind körpereigene opiumartige Stoffe, die einerseits die Schmerzempfindung unterdrücken, andererseits für eine Aufhellung der Stimmung sorgen. Bei Ausdauersportarten werden besonders viele Endorphine ausgeschüttet.

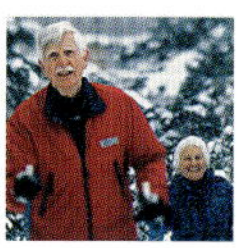

Tipp

Im Urlaub lassen sich gute Vorsätze, z. B. eine kleine Wanderung pro Tag oder regelmäßig zum Schwimmen gehen, leichter verwirklichen. Vielleicht gelingt es dann auch, sie in den Alltag hinüberzuretten.

Bewegung und Gewichtsabnahme

Allein mit körperlicher Bewegung werden Sie es vermutlich nicht schaffen, Gewicht zu verlieren: Zum Abbau von nur einem Kilogramm Fettgewebe müssen 6000 bis 7000 Kilokalorien verbraucht werden. Im Vergleich dazu ist der Kalorienverbrauch bei Bewegung gering: So müssten Sie, um oben genannte Kilokalorien zu verbrauchen, 50 Stunden spazieren gehen, 13 Stunden schwimmen oder 10 Stunden joggen. Trotzdem ist körperliche Bewegung eine wichtige Hilfe beim Abnehmen – sie sollte in Kombination mit einer kalorienarmen Ernährung durchgeführt werden. So wurde z. B. festgestellt, dass auch nach Beendigung des Trainings die Phase des erhöhten Energieverbrauchs noch eine ganze Zeit lang anhält. Vielfach wurde beobachtet, dass ein körperliches Training zwar den Appetit anregt, aber dennoch anschließend weniger gegessen wird, als während des Trainings verbraucht wurde. Wenn eine Diät mit einem Bewegungstraining kombiniert wird, so nimmt man dadurch nicht schneller ab, doch unter diesen Bedingungen wird mehr Fett und weniger fettfreie Körpermasse abgebaut. Die Muskelmasse wird bei so einer Vorgehensweise also nicht vermindert.

Sport und Fettstoffwechsel

Schließlich hat Sport in Verbindung mit Diät den günstigsten Einfluss auf die Fettkonzentration im Blut. Wenn Sie abnehmen wollen, empfehlen sich Sportarten mit der Möglichkeit zu lang andauernden, gleichmäßigen Belastungen, wie es beim Walking oder Bergwandern der Fall ist, denn erst nach 45 Minuten Training wird die meiste Energie durch den Fettstoffwechsel bereitgestellt.

Ihr Fettstoffwechsel verändert sich, wenn Sie regelmäßig trainieren: Mit zunehmendem Training lernt der Organismus, Fettsäuren aus vorhandenen Fettdepos zu mobilisieren. Während beim Trainierten der Belastungsstoffwechsel mehr auf Fettabbau eingestellt ist, überwiegen beim Untrainierten der Fettaufbau und die Fetteinlagerung in Depots. Auch das Fettgewebe ist beim Trainierten anders zusammengesetzt als beim Untrainierten: Die Fettzellen sind kleiner und enthalten einen größeren Anteil an leicht mobilisierbarer Fettsubstanz.

Sport im Überblick

- Mäßig, aber regelmäßig. Gerade wenn Sie älter oder übergewichtig sind, sollten Sie es langsam angehen. Nur eine regelmäßige, moderate Belastung ist Ihrer Gesundheit förderlich.
- Vor jedem Sport müssen die Muskeln aufgewärmt werden. Ca. zehn Minuten reichen, um die wichtigsten Muskelgruppen anzusprechen.
- Falscher Ehrgeiz schadet nur. Nach dem Sport sollten Sie sich entspannt sowie aktiv fühlen und nicht völlig kaputt auf das nächste Sofa sinken.

Auch wenn Sie eher ein unsportlicher Mensch sind, können Sie sich mit Bewegung fit halten. Genießen Sie die Natur bei einem möglichst ausgedehnten Spaziergang, den Sie immer häufiger einplanen sollten.

Radfahren regt den Kreislauf an, stärkt die Bein- und Bauchmuskulatur und versorgt Sie mit Sauerstoff.

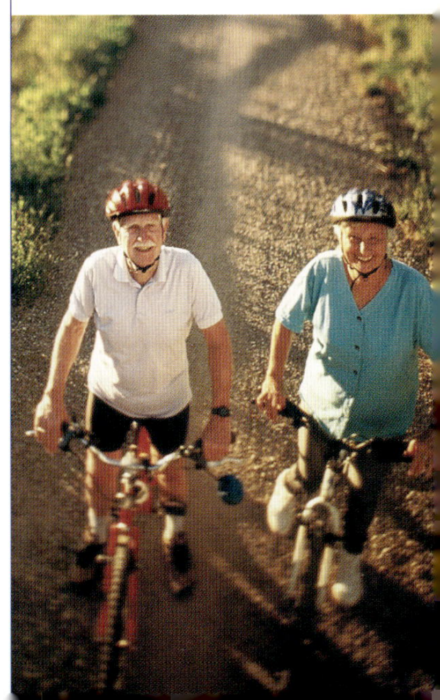

- Geteilter Spaß ist doppelter Spaß. Treiben Sie Sport mit einem geeigneten Partner, der Ihrem Trainingszustand in etwa entspricht. So können Sie sich gegenseitig über Phasen der Unlust helfen. Allein haben nur wenige die Ausdauer, ein Training über einen längeren Zeitraum hinweg durchzuhalten.
- Ab dem vierten Lebensjahrzehnt gilt: Alle, die bisher nicht sportlich aktiv waren, sollten sich vor dem ersten Training vom Arzt untersuchen lassen.
- Wenn Sie sich überhaupt nicht dazu entschließen können, einen Sport in Angriff zu nehmen, oder an Tagen, an denen sich ein Training einfach nicht einplanen lässt, sollten Sie sich auf jeden Fall eine halbe Stunde Zeit nehmen für einen flotten Spaziergang, wenn möglich nicht direkt an der Straße, sondern in einem Park.
- Gehen Sie öfter zu Fuß zur Arbeit, oder fahren Sie mit dem Fahrrad. Ein wenig körperliche Anstrengung nach der Arbeit erleichtert Ihnen auch das Abschalten, und Sie können entspannt in den Feierabend einsteigen.

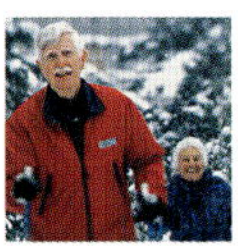

Tipp

Regelmäßige Spaziergänge in der Natur sind beruhigend und gesundheitsfördernd – auch auf diese Weise können Sie sich von der Gicht »wegbewegen«.

Mit Gicht in den Urlaub

Jeder freut sich ganz besonders auf den Urlaub. Nach den vielen Wochen der Arbeit sollen nun Entspannung und Erholung dominieren. Endlich können Sie tun und lassen, was Sie wollen. Niemand verfolgt Sie mit Terminen, unerledigten Aufträgen oder ähnlichem Stress. Dieses Gefühl verführt manche Menschen dazu, so richtig über die Stränge zu schlagen, wobei Essen und Trinken bei vielen an erster Stelle stehen. Achten Sie gerade im Urlaub auf sich, damit es nicht ausgerechnet in dieser »schönsten» Zeit des Jahres zu einem bösen Erwachen kommt, etwa wenn ein erneuter Gichtanfall Sie trifft. Ihnen als informiertem Gichtpatienten ist doch klar, dass es Genuss auch ohne fettes Essen und Alkoholexzesse gibt. Also genießen Sie!

Tipps für einen beschwerdefreien Urlaub

- Nehmen Sie in Ihrer Reiseapotheke ausreichende Mengen Ihrer Medikamente mit.
- Vergessen Sie auch die Beipackzettel nicht, oder schreiben Sie sich die Inhaltsstoffe Ihrer Medikamente auf. Das hilft Ihnen, das richtige Präparat zu bekommen, falls Ihre Medikamente verloren gehen. Die Handelsnamen von Medikamenten unterscheiden sich mitunter von Land zu Land. Doch im Falle eines Falles findet der Apotheker anhand der Bezeichnungen der Inhaltsstoffe das richtige Medikament meist heraus.
- Medikamente gehören ins Handgepäck. Ihr Koffer wäre nicht der erste, der vorübergehend verloren geht.
- Informieren Sie sich bei Ihrem Arzt über die richtige Einnahmezeit, wenn Sie in eine andere Zeitzone fliegen.
- Wählen Sie ein Urlaubsziel oder ein Hotel mit gemüsebetonter Küche (z. B. ein Mittelmeerland oder Asien).
- Fragen Sie in Ihrem Reisebüro, ob Ihr Hotel feste Menüs oder Buffets anbietet. An einem schönen Buffet werden Sie keine Mühe haben, das Richtige zu finden.
- Versuchen Sie, Ihren täglichen Alkoholkonsum maximal auf ein Glas Wein zu beschränken, und bestellen Sie Mineralwasser, um den Durst zu löschen.
- Denken Sie daran, in warmen Ländern mehr zu trinken als zu Hause. Durch Schwitzen verlieren Sie wesentlich mehr Flüssigkeit als normalerweise.
- Scheuen Sie sich nicht, auch im Ausland den Arzt aufzusuchen, wenn es Ihnen schlecht geht oder Sie einen Gichtanfall haben. Die Gicht ist eine Krankheit, die in den meisten Urlaubsländern bekannt ist, und der Hotelportier oder der Urlaubsbetreuer Ihres Reiseveranstalters wird Ihnen im Zweifel einen guten Arzt nennen können.
- Schließen Sie eine gute Reiseversicherung ab, so dass Sie im Notfall sinnvoll betreut werden können.

Die meisten Fluggesellschaften bieten ihren Gästen inzwischen auch vegetarische Reisekost an. Denken Sie schon bei der Buchung daran, diesen Sonderwunsch anzugeben.

Gründliche Reisevorbereitungen sind besonders für Gichtkranke unerlässlich. Wenn Sie die hier angeführten Ratschläge beherzigen, sind Sie auch für den Ernstfall gewappnet.

Glossar

Adipositas Fettsucht (ab einem → Bodymass-Index von 30).

Alimentär Durch Nahrung bedingt.

Allopurinol Medikament zur Verringerung der Harnsäuresynthese.

Arteriosklerose Anderes Wort für Arterienverkalkung. Die Arteriosklerose ist die wichtigste und häufigste krankhafte Veränderung der Arterien. Sie ist gekennzeichnet durch deren Verhärtung, Elastizitätsverlust, Verdickung und Einengung des Innendurchmessers. Die Arteriosklerose ist ein bedeutender Risikofaktor für Herzinfarkt und Schlaganfall.

Benzbromaron Medikament zur Erhöhung der Harnsäureausscheidung (Urikosurikum).

Blemaren Mit Hilfe dieses Medikaments wird der pH-Wert im Urin anghoben und konstant gehalten.

Bodymass-Index Wert zur Bestimmung von Normal-, Unter- oder Übergewicht. (Berechnung siehe Seite 63)

Bradytroph Gewebe mit langsamem Stoffwechsel; die Aufnahme und Abgabe von Nährstoffen erfolgt nicht über eine direkte Blutversorgung.

BSE Bovine spongiforme Enzephalopathie, auch als Rinderwahn bezeichnet; derzeit stark in der öffentlichen Diskussion, da die Übertragbarkeit auf den Menschen durch den Genuss von Rindfleisch vermutet wird.

Cholesterin Baustein für Steroide und Gallensäuren. Zu hohe Cholesterinwerte im Blut können ein Risikofaktor für Herz-Kreislauf-Erkrankungen sein.

DGE Deutsche Gesellschaft für Ernährung.

Diabetes mellitus Zuckerkrankheit, Stoffwechselerkrankung aufgrund eines Mangels an Insulin oder der Wirksamkeit von Insulin.

DNA Desoxyribonukleinsäure ist Träger des genetischen Kodes. Die Reihenfolge der Purinbasen Adenin und Guanin sowie der Pyrimidinbasen Thymin und Zytosin verschlüsselt die Erbinformation. Die DNA kommt hauptsächlich im Zellkern vor – und zwar in den Chromosomen.

Endothel Innerste Schicht der Gefäßwände, bestehend aus flachen Zellen. Durch bestimmte Risikofaktoren kann es an Verletzungen in dieser Schicht zu Ablagerungen kommen, die als arteriosklerotische Veränderungen bezeichnet werden.

Entzündung Reaktion des Körpers auf schädigende Reize, u.a. eine Ansammlung von weißen Blutkörperchen (Leukozyten) im Gewebe sowie Rötung, Schwellung, Überwärmung, Schmerzen und Bewegungseinschränkung.

Hämolytische Anämie Form der Blutarmut, die durch eine unzureichende Haltbarkeit der roten Blutkörperchen entsteht.

Harnsäure Schwer wasserlösliche organische Säure, die beim Menschen das Endprodukt des Purinstoffwechsels darstellt.

Hippokrates Griechischer Arzt, ca. 460–370 v. Chr.; begründete die wissenschaftliche Medizin.

Hypertonie Bluthochdruck (dauerhafte Erhöhung der systolischen Blutdruckwerte auf über 160 und der diastolischen Werte auf über 95).

Hyperurikämie Erhöhter Harnsäuregehalt des Bluts; Normalwerte für Männer bis 7,0, für Frauen bis 5,7 Milligramm pro 100 Milliliter Blut.

Klimakterium Wechseljahre der Frau, durch den Wegfall der zyklischen Eierstockfunktion bedingt. Dies hat das Ausbleiben der Regelblutungen zur Folge.

Kolchizin Substanz aus den Knollen und Samen der Herbstzeitlose; Therapeutikum für den akuten Gichtanfall.

Laktovegetabil Vegetarische Ernährung unter Einbeziehung von Milch und Milchprodukten.

P/S-Quotient Verhältnis von ungesättigten zu gesättigten Fettsäuren in den verschiedenen Fettarten: je größer der P/S-Quotient, desto wertvoller ist das Fett.

Phagozyten Weiße Blutkörperchen, die feste Partikel aufnehmen und abbauen können.

pH-Wert Messwert zur Bestimmung, ob es sich bei einem Stoff um eine Säure (pH 0 bis 7) oder eine Base (pH 7 bis 14) handelt.

Podagra Akuter Gichtanfall an der Großzehe.

Probenezid Medikament zur Erhöhung der Harnsäureausscheidung (Urikosurikum).

Purine Bausteine, die u.a. zur Herstellung der wichtigen Purinbasen Adenin und Guanin benötigt werden.

Tophus (Tophi) Knötchenbildung, z.B. durch Ablagerung von Harnsäurekristallen.

Urate Salze der Harnsäure, die in ihrer Kristallstruktur noch schlechter wasserlöslich sind als die Harnsäure.

Uratsteine Konkrementbildungen in den Nieren, die aus Harnsäurekristallen bestehen und eine Nierenkolik auslösen können.

Usuren Kleine Knochenzerstörungsbereiche als Spätfolge der Gicht.

Vitamine

Name	Wichtig für	Enthalten in
Vitamin A	Immunabwehr, gutes Sehen, glatte Haut	Karotten, Spinat, Papayas
Vitamin B1 (Thiamin)	Nervenstärke, Verdauung, gutes Gedächtnis	Sonnenblumenkernen, Weizenkeimen, Naturreis
Vitamin B2 (Riboflavin)	Stoffwechsel, Haare, Fingernägel	Mandeln, Vollkorngetreide, Käse
Vitamin B6 (Pyridoxin)	Sehen, Stoffwechsel, Immunsystem	Sojabohnen, Fisch, Weizenkeimen
Vitamin B12 (Kobalamin)	Rote Blutkörperchen, Knochen, Stimmung	Eigelb, Forelle, Hering
Vitamin C (Askorbinsäure)	Immunsystem, Zahnfleisch, Haare, Bindegewebe	Kiwis, Zitronen, Orangen, Zwiebeln, Kohlrabi, grünen Paprikaschoten
Vitamin D	Zähne, Knochen, Nerven, Herz	Hering, Milch, Vollkorngetreide
Vitamin E (Tokopherol)	Oxidations- und Zellschutz	Weizenkeimöl, Margarine, Sonnenblumenöl, Sojaöl
Vitamin K	Blutgerinnung, Stoffwechsel, Knochen	Grünkohl, Brokkoli, Spinat
Niazin	Stoffwechsel, Schlaf, Kreislauf	Geflügel, Lachs, Mandeln
Biotin	Stoffwechsel, Haut, Haare, Muskeln	Walnüssen, Erdnüssen, Sojabohnen
Folsäure	Gehirn, Blutbildung, Leber	Spinat, Weizenkeimen, Salat
Pantothensäure	Durchblutung, Fettstoffwechsel, Haut	Vollkorngetreide, Forelle, Hering

Über die Autorinnen

Dr. med. Susanne Kammerer ist selbstständige Medizinjournalistin mit den Themenschwerpunken Umweltmedizin, Pharmakologie und Ernährung.
Karin Drooff ist Ärztin und Medizinredakteurin. Ihre Schwerpunkte liegen im Bereich der Krankheitsvorbeugung und der Ernährung.

Literatur

Classen, M./Diehl V./Kochsiek, K. (Hrsg.): Innere Medizin. Verlag Urban & Schwarzenberg. München 1994
Gebler, H: Gicht im Griff. Govi-Verlag. Eschbirn 2000
Leislen, M./Nestler, A: Gicht. Falken Verlag. Niedernhausen 1997
Lützner, H/Million, H: Rheuma und Gicht. Selbstbehandlung durch Ernährung. Verlag Urban & Fischer. München 2001

Adressen, die weiterhelfen

- Deutsche Arthrose-Hilfe e.V., Postfach 110551, 60040 Frankfurt; Internet: www.arthrose.de
- Dt. Rheuma-Liga Bundesverband e.V., Maximilianstraße 14, 53111 Bonn
- Lupus Erythematodes Selbsthilfegemeinschaft e.V., Döppersberg 20, 42289 Wuppertal, E-Mail: Lupus@RheumaNet.org

Hinweis

Das vorliegende Buch ist sorgfältig erarbeitet worden. Dennoch erfolgen alle Angaben ohne Gewähr. Weder Autorinnen noch Verlag können für eventuelle Nachteile oder Schäden, die aus den im Buch gemachten praktischen Hinweisen resultieren, eine Haftung übernehmen.

Bildnachweis

Bavaria Bildagentur, Gauting b. München: 4 (VCL); Gettyone Stone, München: 12 o. (RNHRD NHS Trust), 17 (Bob Thomas), 21 mi. (Jed Share), 50 li. (Steve Taylor), 80, 89 (Brian Bailey); Lohmüller, Berlin: Titel (Photo-Disc); Okapia, Frankfurt: 12 u. (Neufried); Photonica, Hamburg: 21 re. (Roy Mehta), 31 o., 40 u., 50 zweites Bild v. li., 60 (Neo Vision),; Stockfood, München: 28 (S. & P. Eising), 40 o. (Luzia Ellert), 54 (Karl Newedel); Südwest-Verlag, München: 50 drittes Bild v. li., 57 zweites Bild v. li. (Barbara Bonisolli), 57 li., 57 drittes Bild v. li., 57 re. (Michael Holz); Superbild, Grünwald b. München: 7 (B.S.I.P.); Zefa, Düsseldorf: 21 li. (Min Roman), 22 (M. Möllenberg), 25, 67 (Benelux), 31 u., 50 re. (W. Flamisch), 34 (Lukasseck), 45 o. (Michael Kohn), 45 u. (G. Baden), 84 (Kevin Dodge)

Impressum

Der Südwest Verlag ist ein Unternehmen der Econ Ullstein List Verlag GmbH & Co. KG, München.

Komplett überarbeitete Neuauflage

Redaktion: Evelyn Köhler, Kathrin Henze
Projektleitung: Kathrin Henze
Redaktionsleitung und medizinische Fachberatung: Dr. med. Christiane Lentz
Bildredaktion: Sabine Weber
Produktion: Manfred Metzger (Leitung); Annette Aatz; Monika Köhler
Umschlag: Lohmüller Werbeagentur, Berlin; Reinhard Soll
Layout: Lohmüller Werbeagentur, Berlin
Satz: Mihriye Yücel
Druck: Peschke-Druck, München
Bindung: R. Oldenbourg, München

Printed in Germany
Gedruckt auf chlor- und säurearmem Papier

ISBN 3-517-06434-3